最良の身体を取り戻す

ここまでわかった心身の深層

山口 創
Yamaguchi Hajime
桜美林大学教授・身体心理学者

さくら舎

はじめに

私たちの生活は、新型コロナウイルスの猛威によって、大きく変わりました。世の中を不安が覆い、人々は重苦しい雰囲気の中、鬱々とした気持ちで暮らすようになりました。

私は、これからの時代に必要な力として**「生き抜く力」**と**「息抜く力」**が必要だと考えています。そしてそれらを基礎とした、**「行き抜く力」**も身につけられれば、どんな境遇にあっても理想的な人生を送れると考えています。

これら3つの力は、身体を基盤とした力なので、そのことを説明してみましょう。

まず「生き抜く力」は、どんなに逆境的な環境であっても健康に生き延びることです。身体には実に40億年にもわたって受け継がれてきた遺伝子があり、どんな環境にも適応できるように進化してきました。

それに比べて脳や心の歴史ははるかに短い時間しか経っていません。ですから私たちは**脳や心で判断するよりも、もっと身体を信頼して、内臓、筋肉、皮膚など身体のさまざまな部位が発する深いメッセージを受け止める必要がある**と思います。

それはまさに生き抜くための重要なメッセージなのです。この力は自律神経の交感神経（車のアクセルのはたらき）の機能によってもたらされます。

それに対して「息抜く力」は、自律神経の副交感神経（車のブレーキのはたらき）の機能です。「生き抜く力」のアクセルとともによく利いてこそ車を上手に運転できるのです。**人生を健康で過ごすためには、しゃにむに「頑張る」生き方ばかりではなく、上手に肩の力を抜いて休養を取る力も必要**です。ただし何時間もひたすら寝ていれば息抜きになるわけではありません。親しい仲間や家族と団欒を楽しんだり、趣味を楽しむといったように、心に栄養を存分に取り入れることが必要です。

この力が涵養されたとき、私たちは身体が発するメッセージを十分に受け止めることができるのです。

そして最後に必要なのが、「行き抜く力」です。これは自分のやりたいことをやり遂げること、つまり自己実現のための行動をやり遂げる力です。一見すると利己的な生き方に見えますが、それを突き詰めたとき、必ずや世の中のためになっているのです。

たとえばお菓子が大好きな人は、どのようにつくればおいしいお菓子がつくれるか、とことん研究してパティシエになれば、今度はたくさんの人を喜ばせることができるでしょう。自己実現をすることが同時に、人々を喜ばせることになり、利他的な行動になっていくのです。

実際、アメリカの心理学者フリードマンたちの研究では、**自己実現に向かって生きる人は、病気になることが少なく、身体の炎症も少なく、長生きする**といった特徴があるそうです。快楽の神経伝達物質、ドーパミンを脳内で分泌させやる気を生み出し、ワクワクドキドキさせて身体の循環をよくします。そしてその行き着くところは、**利他的な行動になることによって「幸せホルモン」のオキシトシンの分泌を促し、心身を最適な状態に導く**のです。

さて本書のテーマである「最良の身体」とは、これら3つの力を存分に発揮させてくれる身体です。自分の心にパワフルなエンジンをかけ行動力を生み出すと同時に、賢く休んで心身ともに充実させ、健康でやりたいことの実現を支えてくれる、そんな身体を育んでいきたいものです。

そのためには、毎日の生活の中でしている一つ一つの行動に目を向け、見直してみることが大切です。立ち方、座り方、歩き方といった基本的な行動を身体の声を聴き(き)ながら整えていくことです。

それを続けていると身体内部とのつながりはもちろんのこと、五感を通して環境を捉える力も大きく変わっていきます。こうして心と体がつながり、心身の健康や充実感を手に入れることができます。

内臓の感覚から得られる充実感や、環境を鮮(あざ)やかに知覚する五感の力は、きっと人との本物のつながりを築き、仕事のパフォーマンスを高めてくれるでしょう。

「最良の身体」を手に入れた瞬間から、人生の質は大きく変わってくると確信しています。

山口(やまぐち) 創(はじめ)

目次

第2章 動きつづける身体の深層はどうなっている？

行動する身体の深層

目次

目次

目次

第4章 内臓からの声を聴く

第5章　本物の絆をつくる身体

目次

最良の身体を取り戻す

――ここまでわかった心身の深層

第1章

まさかの心身の不調の原点

虐(しいた)げられる身体

逆向きの「生活スタイル」が求められている

日本は超高齢社会を迎え、若者の減少と高齢者の増加による社会保障費の増大など、さまざまな社会的問題が生じている。

2020年度の厚生労働省簡易生命表（厚生労働省）によると、男性の平均寿命は81・64歳、女性は87・74歳で、特に女性は世界一位を続けている。寿命が長くなったことは喜ばしいことである一方で、日本人が必ずしも健康な状態で長寿になっているわけではないことは重要な問題だ。

厚労省は「健康上の問題で日常生活が制限されることなく生活できる期間」を「健康寿命」と定義しており、健康寿命は男性が72・14歳である一方で、女性は74・79歳である（厚生労働省 2016）。

男女ともに平均寿命と健康寿命の差は10年近くになり、特にこの差は女性のほうが大きくなっている。人生最後の10年もの期間を、日常生活に不自由をきたし、病院や施設で過ごすことを余儀なくされるのであれば、決して充実した幸福な人生とはいえないのではないだろうか。

世の中はいま、大きく変貌しようとしている。コロナ禍では巣ごもり生活を余儀なくされたり、不要不急の外出が制限され、ソーシャルディスタンスをとる生活や、人との面と向かってのコミュニケーションもマスク越しにせざるを得なくなった。誰もが楽しみにしていた旅行も会食も制限された。こうした生活は、今後しばらく「新しい生活スタイル」として推奨されている。

こういった生活は、人が健康で幸福を追求する方向性とは逆向きのベクトルである。カナダの生理学者ファラジたちのグループの研究では、**集団で育てたラットと比べて、単独で育てたラットは、幸福ホルモンともいわれるオキシトシンの分泌が減り、ストレスが高く、さらには寿命に関わるテロメア**（**染色体の末端にあり、細胞分裂のたびに短くなるため「命の回数券」と呼ばれている**）**が短くなる**といった衝撃の結果が報告されている。

ラットも、ずっと他のラットと会わずに過ごしていると、強いストレスを感じて寿命も短くなってしまうのだ。ましてや人間はずっと社会的な動物であるため、**新しい生活スタ**

イルというのは、相当なストレスになることは容易に想像できる。

　現にコロナ禍にあった２０２０年度の自殺者数は、男性は前年に比べて23人減少して１万４０５５人で、11年連続して減少している。それに対して、女性は前年に比べて９３５人増の７０２６人と大幅に増えた。特に若い女性の自殺率は顕著に増加している（厚労省自殺対策推進室）。

　先に紹介したラットの実験でも、単独生活をしているラットのテロメアが短くなる割合はメスのほうがはるかに高く、オスは０・８％程度短くなるのに対して、メスは11・５％も短くなってしまうのだ。私たちにとって、**直接的に身体を通して人と関わることがいかに大切なことなのか**、思い知ることになった人は多かったに違いない。

　一方で、そのような生活スタイルのデメリットを補い、社会・経済活動をなんとか維持していくために、オンラインやテレワークが急速に幅を利かせることになった。これまでも少しずつではあるが、そのような技術は社会の中に入ってきてはいたが、パンデミックを機に一気に進む結果となった。

　著者も確かにオンライン会議やオンライン授業をやってみると、その便利さやメリットも感じており、この便利で魅力的なツールを取り入れて授業をするスタイルは、この先も続けていきたいと思っている。

しかし、である。

しばらくするとオンラインの会議や講義というのは、何か物足りない感じが拭い切れないという思いを、多くの人から聞くことになる。便利さやメリットと引きかえに、現実感が希薄で心が満たされなかったり、潤いがない感じがするのである。その原因を考えていくうちに、キーワードは身体だという結論に至った。

そのことについて、大学生を例に考えてみたい。

授業を受けるためには教室に足を運ばなければならない。すると教室という3次元の空間の中では、先生との距離や友だち同士の微妙な距離感を測りながら自分の席を選ぶ必要がある。友だち同士で近くに座ったり、教室でたまたま近くに座った人同士でおしゃべりをしてみたり、というような、人間関係を調節するための「間」である「空間」が、人間関係にとって重要な意味を持っている。

そして授業が終わったら、どのように教室から出ていくのかといったことも友だち関係には大切な時間だ。近くに座った人を誘って、一緒に昼食を食べにいくのか、あるいは自分だけそっと教室から出ていくのか、相手の様子をうかがいながら自分の行動を決める必要があった。しかしオンラインでは、そのような教室という「空間」に身体があることから生じるはずの、さまざまな気づかいや行動などの一切の「雑事」はなくなった。

そうした空間を共有しながら相手の微妙な気配や気づかいを感じながら、私たちは気が合う人、合わない人、仲よくなれそうな人などを察知していたのだと気づかされた。こうしたことは相手と空間を共有しているからこそ、私たちが日頃から無意識のうちにやってのけていた行動だったのだと改めて思った。

ヴァーチャルに翻弄される身体

SNSを使った交流は便利である。どこにいても相手とつながることができる。それはそれでたいへん便利な道具であり、著者自身も毎日多くの人との交流を楽しんでいる。

しかしその結果、多くの人は幸福になれただろうか。

そのような期待とは裏腹に、**「SNSをしている時間が長いほどうつになる」**という結果が発表された。アメリカの予防医学のトゥウィンジたちは、青少年のスマホの使用時間とうつの関連について大々的な研究をおこなった（図1・2）。

子どもから青年まで4万人以上を対象に調査した結果、SNSであれ、動画の視聴であれ、ネットサーフィンであれ、スマホなどのスクリーンタイム（閲覧時間）が1時間延びるごとに、孤独感や、寂しさ、絶望感といったうつ症状が高まることが明らかになった。

また調査対象のうち、特に深刻なうつ症状を示していたのは女性と社会経済的な立場が

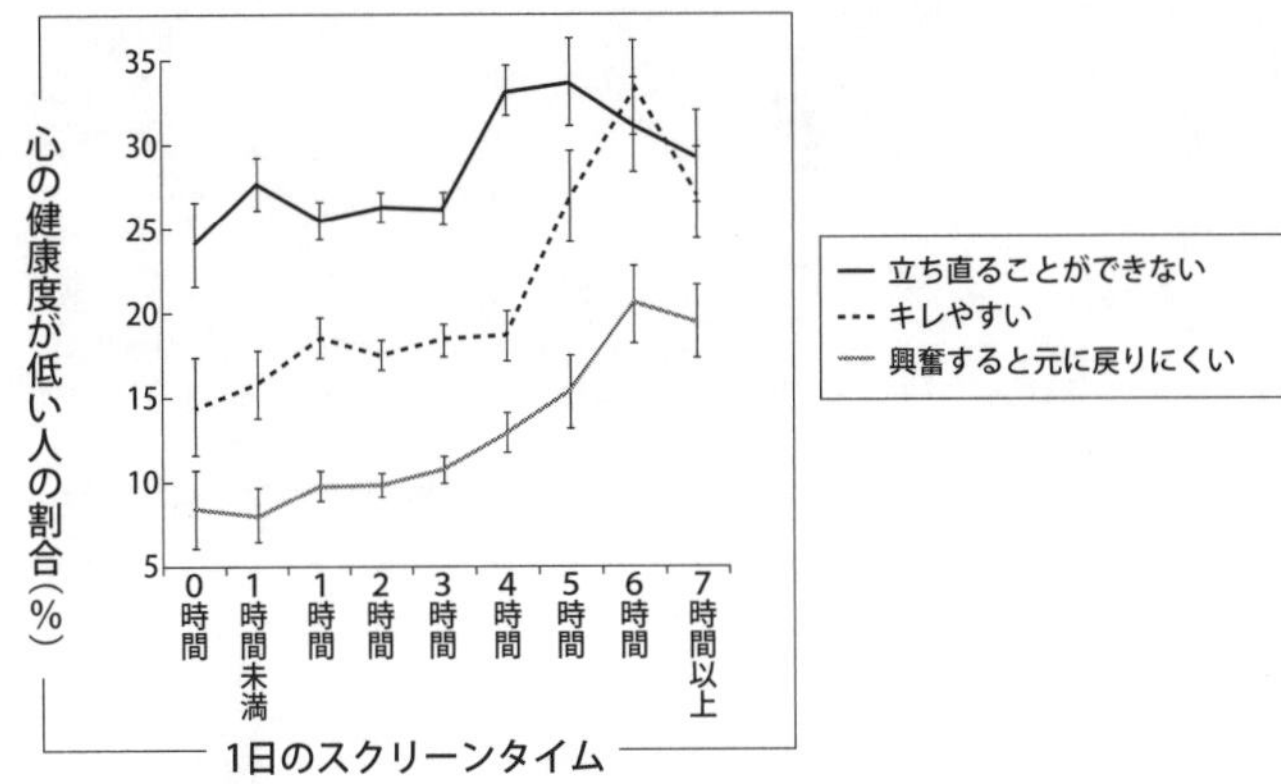

図１　1日のスクリーンタイムが増えるほど、心の健康度が悪化する
特に1日に４時間以上使っていると心の健康度は急激に悪化する

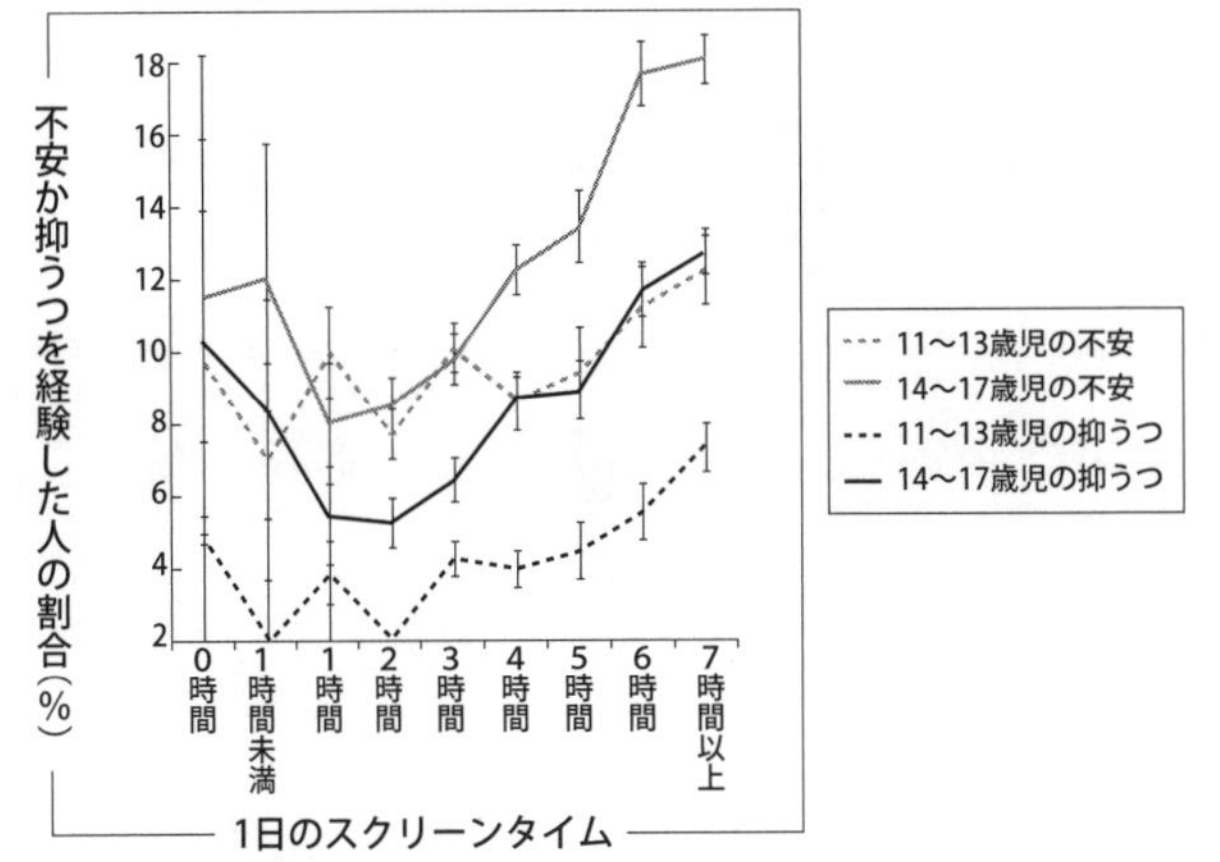

図２　10代の若者では1日のスクリーンタイムが増えるほど、
不安や抑うつが高まる

（Twenge, J. M., & Campbell, W. K. (2018). Associations between screen time and lower psychological well-being among children and adolescents: Evidence from a population-based study. *Preventive medicine reports*, 12, 271-283.より引用）

低い10代だった。

実際にはスマホの使用時間中に視聴しているコンテンツは違うはずであるが、研究の結果では、コンテンツによってメンタルヘルスに与える影響は異なっていた。

たとえば、動画に登場する理想的な身体を目にした人は、自分の身体への不満につながったり、ＳＮＳで自分を他人と比べた人は自尊心が低下していた。

10代というもっとも多感で人格もまだ形成途上の時期には、ＳＮＳが思いもよらない形で影響を及ぼしており、その大きさは計り知れない。

その悪影響というのは、**外からの情報に目を奪われて本来の自分を見失ってしまう**ことから起きていることが原因だと思われる。

対面のコミュニケーションがうつを予防する

一方で、対面のコミュニケーションには、うつの予防効果がある。対面で親しい人とコミュニケーションすると、オキシトシンが分泌されることは多くの研究結果からも明らかとなっている。

オキシトシンが分泌されると、セロトニンも同時に増えてくる。つまり**親しい人と近い距離でコミュニケーションすることでオキシトシンやセロトニンといった幸福ホルモンが**

増え、うつの予防につながるわけだ。

またオキシトシンが分泌されると、過去のポジティブな記憶を思い出したり、他人のポジティブな表情を検知しやすくなる。

このような効果も重なって、うつの予防になるのだ。

逆にいえば、ＳＮＳなどのコミュニケーションはいくらやってもオキシトシンがほとんど増えない。それは、視覚と聴覚ばかりに偏ったヴァーチャルなコミュニケーションである上に、ＳＮＳにアップされるさまざまな人の幸福そうな写真やモデル体型の人ばかり見ているうちに、ストレスが溜まってくるからである。

ストレスはオキシトシンとは逆の作用があり、過去のネガティブな記憶ばかりを思い出してしまったり、他人のネガティブな表情を検知しやすくなる。それは心がネガティブなほうに向かい、うつを深めることになる。

これからは、オンラインのメリットは享受しつつも、他人と比べるのではなく、自分自身とコミュニケーションすることを大切にしていく必要があるだろう。

そして便利だからとオンラインのコミュニケーションで済ませてしまうのではなく、親しい人、会いたい人とはきちんと会う、ふれあいのコミュニケーションを見直すこともまた大事だと思う。こうしたことは、身体を介したコミュニケーションであり、人間にとってその大切さはかけがえのないものである。

食い違うボディ・イメージ

女性なら誰でも「美しくなりたい」と思うだろう。その心理を逆手(さかて)にとって、「小顔に見せるメイク」「美しいプロポーションになれるダイエット」といった特集がテレビや女性誌にあふれている。その結果、多くの女性は、美しいモデルと自分とを比較してしまう。満足できなければ、手っ取り早く「美容整形」による身体の改造手術を、いとも簡単にしてしまうようになった。

著者の研究室では、女子大学生に調査をおこない、自分の顔に対する満足度を顔のパーツごと（目、口、鼻など）に評定してもらった。調査の結果、満足度がもっとも低いのは、「顔の大きさ」や「顔の輪郭(りんかく)」であった。

これらは化粧ではなかなか隠すことのできない部位である。最近「小顔」が流行していることから、自分の顔の大きさと比べてしまったからだろう。「小顔」が流行していなければ、満足度が低くなるはずがない。

また、「鼻」も満足度が低かった。これは美しさの基準が、欧米人の鼻がすらっと高いファッションモデルや女優にあることに影響を受けたせいで、やはり日本人の丸っこい「だんごっ鼻」では不満なのだろう。

満足度が高いのは、「顔が小さい」「目が大きい」「鼻が高い」「肌が白い」といったように、まさに現在流行している顔だった。やはり美しさの基準は、マスメディアで理想の美人として扱われる、人気のあるファッションモデルや女優にあるといえる。

また最近の若い女性のダイエット志向には、驚くことがしばしばある。どう見てもやせている女性なのに、聞いてみると、「最近、太ってきたからダイエットしています」と答えるのである。

以前、著者の研究室では、太ってもいないのにダイエットしたり、摂食障害に陥（おちい）る大学生が増えていることが気になり調査をおこなった。大学生男女で合計１７３名を対象に、「身長」「体重」の他に「自分のボディ・イメージ」について調査した。

ボディ・イメージとは、自分で自分の体型をどのように思っているかについてのイメージであり、図3のように1から10までの数字で選んでもらった。

また、客観的な体型の指標として厚生労働省も採用している国際的な計算式をもとに、ＢＭＩ（ボディマス指数）を算出して、肥満度を測定した。

調査の結果、学生の9割以上が「標準」から「やせ」の範囲内にあった。

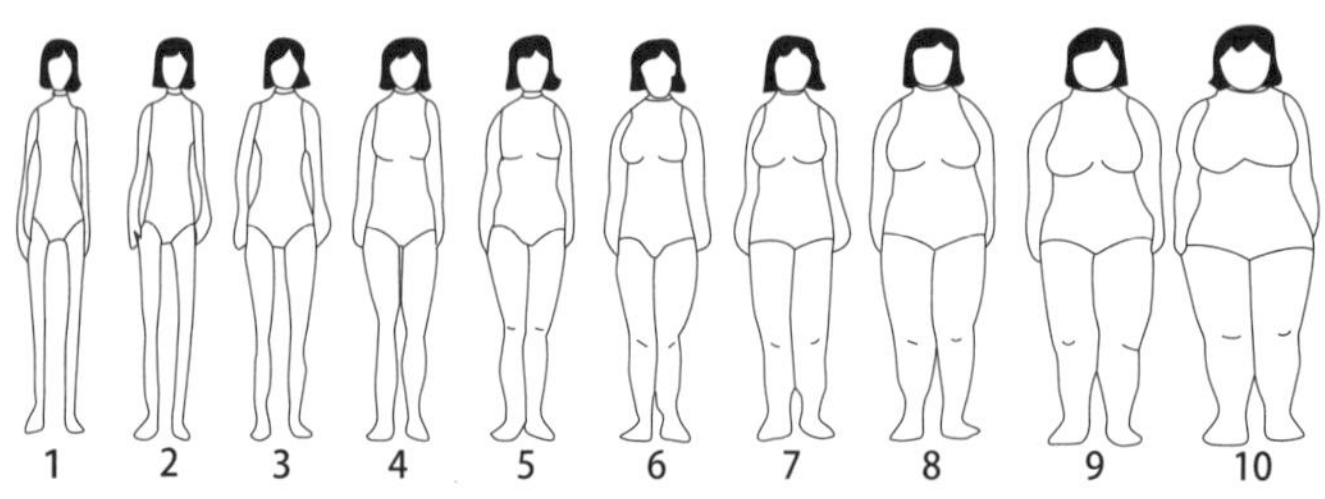

図３　ボディ・イメージの種類

（大川貴子・秋山俊夫　1999　ボディ・イメージに関する研究〔上里一郎（監修）『心理アセスメントハンドブック』西村書店より引用〕）

ところが、「自分の体型についてどのように感じているか」という質問には、女子大生の場合、ＢＭＩで「やせ」と判定された者の56％が「非常に太っている」、あるいは「やや太っている」と感じており、ＢＭＩで「標準」の範囲にあった者の76％が「非常に太っている」、あるいは「やや太っている」と感じていると答えた。

それに比べると、男子大学生の場合、ＢＭＩで「やせ」の者で「非常にあるいはやや太っている」、あるいは「ふつう」と感じている者は皆無であり、全員が「ややあるいは非常にやせている」と答えた。

女子大学生は、自分の体型に抱いているイメージが客観的な基準とは大きく食い違うが、男子大学生では自分の体型を客観的に捉えていることが浮き彫りになった。

図３にもとづくボディ・イメージによる調査でも、

女子大生で「やせ」と判定された者は自分の体型を、平均すると「４番」か「５番」だと感じているのに対して、男子大学生で「やせ」と判定された者は、自分を「２番」か「３番」だと答えていた。

ここでもやはり、女子大生の体型の感じ方は男子大学生と比べてかなり歪んでいることがわかる。さらに、ＢＭＩで「やせ」の女子大生の26％がダイエットをしていることもわかった。

外見にこだわるのは

身体の状態は自分自身がいちばんよくわかっているはずなのに、どうしてこのようなことが起こるのだろうか。一般論であるが、男性に比べて女性は、化粧など外見に非常に気をつかう。昔からどこの文化でもこのような傾向にあるようである。女性なら誰でも「美しくなりたい」と願うことだろう。美しさの基準は文化によって違うが、先進国では「やせていること」も条件の一つであるようだ。

もちろん日本では、正倉院に伝わる「鳥毛立女屏風」に見られる平安時代の美人、また江戸時代の浮世絵の美人画などを見るとわかるように、ふくよかな女性が美しい、といった時代もあった。

世界中を見わたしてみると、アフリカの国々など発展途上国では「やせているのは栄養が足りないのだから、丈夫な子どもを産めない」と考えられて、やはり太った女性ほど美しく、男性にモテるようである。だからやせていることが美しさの条件といっても、それは単にいまの日本という国での出来事にすぎない。しかし、少なくとも現代の日本の若い女性の多くは、やはり美しくなりたいのであり、やせれば美しくなれる、と信じているかのようである。

「醜貌恐怖」という心の病気がある。これは「自分の顔は醜い」と信じこんでしまい、他人に会うと笑われるのではないか、自分の醜さが他人に不快な思いを与えてしまうのではないかとおそれる病気である。

しかし実際にその患者の顔が醜いことはほとんどない。ごくふつうの顔の人が多い。それにもかかわらず、本人が「私は醜いんだ」と思いこんでしまっているのだから、どうしようもない。顔はごくふつうなのであるから、整形手術などしても無駄である。患者の心を治さなければならない。やせているのに太っていると思いこんでいる女性も、これと共通した心の病が潜んでいるのではないだろうか。

最近は大学でも、ミスキャンパスなどを廃止したり、男女どちらも参加できるイベントにしたり、といったように、女性を外見だけで評価する価値基準の悪しき風習が見直されるようになってきた。

外見の美しさの基準などにこだわるのではなく、男女ともにもっと内面の美しさや輝きを求めるべきだと思う。

「健康」と「美しさ」という2つのテーマを取りあげた。これらに共通して見られる問題点は、「健康」や「美しさ」も感じる主体としての身体といった見方が抜け落ちていることと、「身体」を「自分の所有物」として、つまり「モノ」として扱う傾向に拍車がかかっていることである。

「私」とは本来、身体の感覚から生まれる主体的な意識を指すのであるが、現代の心や身体にまつわる問題の多くは、それが失われつつあることに原因があるように思えてならない。

触れあえない身体

現代では、ヴァーチャルの技術がますます増加し、それがオンラインの普及によって加速している。ヴァーチャルな世界は、基本的に視覚の刺激である。人間の情報の8割は視覚で獲得しているといわれ、そのインパクトは非常に大きい。

では触覚や皮膚感覚はどうかというと、せいぜい1%程度である。コロナ禍では、ヴァーチャル旅行やヴァーチャル博物館などが次々と登場した。もちろん、実際に移動が制限されているときは、それで「代用」することで、好奇心はある程度は満たすことができただろう。しかしずっとその先もヴァーチャル旅行さえしていれば満足できるか、と問われれば、まったくそんなことはないはずだ。

どんなに遠路で不便な場所であっても、わざわざそこに苦労して足を運ぶことでこそ得られる達成感があり、同時にその土地の空気を皮膚で感じ、現地の独特のにおいを感じる体験がなければ、心からの満足感は湧いてこない。

視覚や聴覚などの外部からの情報と、皮膚感覚が脳で統合されて、はじめて自己が揺さぶられるような深い体験が得られるからだ。

私たちは長い狩猟採集生活を経て、それに適応するように心も身体も進化させた。そのような時代は、当然、移動することを生活の基本に据えていたため、**ヴァーチャルで感じる違和感というのは、移動が伴わないことで起こる**のだと思う。

視覚的には景色や風景が変化して、あたかも移動しているように見えていても、そこで絶対的に感じるはずの筋肉を動かす身体の感覚や、移動によって起こる空気とふれあう感覚や、地面を蹴って歩く足裏の皮膚感覚が欠落しているため、脳は違和感を感じてしまうのだと思う。

対人的な場面でもそうだ。

オンラインの授業では情報の提供といった面では、対面で教室での授業と遜色はなかった。しかしその場に身体がないと、教師の身体と神経や行動レベルでの同調も生じず、教師の声から皮膚に生じるはずの微細な振動が発生しなかったりして、「生身の体験」がないために身体的に相手を感じる体験とはならないのだ。

それゆえ、特に年齢が低い生徒や児童にとっては、身体を通して感じられることが少ないため、学びの質が劣ってしまうのだ。子どもは年齢が低いほど、教師や親の身体から直に影響を受けて、さまざまなことを学んで自己を形成しているのであり、決して外部から獲得した知識からではない。

さらに、不要不急の外出が制限された結果、遠方に住んでいる家族や恋人と会うこともできなくなり、多くの人のメンタルの状態が悪化した。オンラインでは相手の姿を見ながら話せるにもかかわらず、そこには決定的に欠如しているものを感じたはずだ。それもやはり生身の身体である。

相手と近い距離で、触れあい、懐かしいにおいを嗅ぐことで、私たちは深いつながりを感じ、満足感を覚える。単に画面上の姿を見たり、スピーカーから流れてくる声を聞くだけでは、そのような満足感は得られないことを改めて知るに至った。

握手をしたあと

このような例を考えてみると、私たちがおこなっているコミュニケーションというのは、非常に動物的だと思う。どんなにテクノロジーが進化しても、基本的にやっていることは、狩猟採集時代から変わっていない、きわめて動物的なものだと思うのである。

その一例を見ていこう。

西洋では出会った人と握手をする習慣がある。人が握手をするのは、もちろん緊張を解いて仲よくなるためであるが、実は**相手と無意識のうちに体臭を交換して、相手をより深く知るため**であるという。

イスラエルのフルーミンたちのグループは、200人以上の見知らぬ人同士の握手を撮影したところ、その半数以上の人は、握手のあとに握手した手のにおいを嗅ぎ、さらに握手した手のにおいを嗅ぐ割合は、反対側の手よりも2倍も多かったことを突き止めた（図4）。

一人で待っているとき
B
Baseline

実験者と握手で挨拶

額を掻きながら
手のにおいを嗅いでいる
Sample

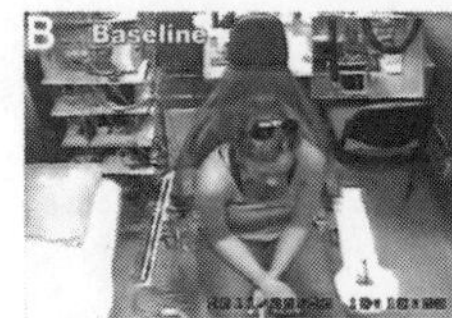

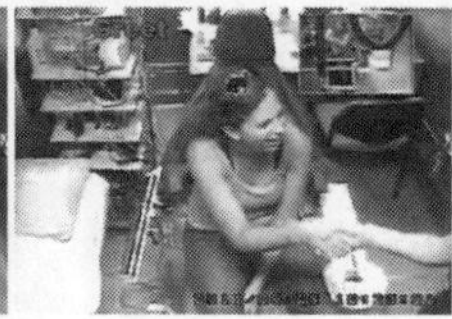

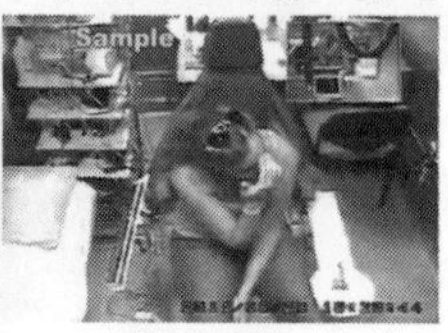

図４　人は握手したあと、数分以内に手のにおいを嗅いで相手を確かめようとする

（Frumin, I., Perl, O., Endevelt-Shapira, Y., Eisen, A., Eshel, N., Heller, I., ... & Sobel, N. (2015). A social chemosignaling function for human handshaking. eLife, 4, e05154.より引用一部改変）

ただ厳密にいえば、撮影でわかることは限られており、実際には手で鼻に触れているだけかもしれない可能性がある。そこで彼らは次に、参加者の鼻の下に呼吸による空気の流れを測定する装置を装着し、本当に握手のあとに手のにおいを嗅いでいるのか確かめた。

すると、図４のように握手した手で鼻に触れているときに息を吸いこんでいる人は15人中10人いることもわかった。多くの人はやはり握手した手のにおいを嗅いでいたのだ。

これについて彼らは、「握手は人間が無意識のうちに化学信号を検知するためにおこなっている行為であり、他の動物たちが互いのにおいを嗅ぐのと同じく、においによるコミュニケーションの手段なのかもしれない」と述べている。

五感の中でも特に触覚と嗅覚は、生物にとって根源的な感覚で、感情をつかさどる脳部位にダイレクトに届いて、自分でも気づかないうちに人の行動に影響を与えていることがわかっている。

著者もペットの犬を撫でるときには、無意識のうちに必ずにおいも嗅いでいる。子どもたちの行動を見ていても、犬の身体に顔を埋めたり、手で犬を撫でたあとには、必ずといっていいほど手を顔に持っていっている。

それは決していいにおいだから嗅ぐわけではなく、ペットと一体化したいとか、より親しくなりたいという本能的ともいえるような動物的な欲求があるのだと思う。

人が他者と触れあうとき、このような内的な「感覚」はとても大事な役割を持っていると思う。体臭という嗅覚から、無意識のうちに相手への好意が変化することもわかっており、自分でも気づかぬうちに、その後の相手との人間関係に、ずっと影響を与え続けることになるのである。

心は身体のどこにあるか？

アリストテレスも考えた

これから身体と心の関係を見ていくが、まず心は身体のどこにあると考えられてきたのだろうか。

16世紀末、シェイクスピアは『ヴェニスの商人』の中で「教えてちょうだい。浮気心はどこに宿るの？　心（臓）の中、それとも、頭の中？　どうして生まれ、育つの？（Tell me where is fancy bred, or in the heart, or in the head? Now begot, how nourished?)」という有名な一節を書いている。

古代ギリシャの哲学者アリストテレス（紀元前384〜322）は、「心は心臓にある」と述べている。しかし紀元後、ローマ帝国時代のギリシャの医師、クラウディウス・ガレノス（129頃〜199）は、「心は脳に宿る」と述べた。

さらに11世紀になると、イスラムを代表する医師であり哲学者のアヴィセンナ（980

〜１０３７）は、「感覚は脳機能の一つ」であると述べるに至っている。

このように古代から人間は、心の在処（ありか）や人間の行動を支配しているのは、脳であると考えるようになっていった。

現代では、心のある場所を問われたら、ほとんどの人は脳だと答えるに違いない。

もちろんそれはそれである意味では正しいだろう。しかし脳だけに閉じこめてしまう見方はあまりにも狭い。脳は常に身体のいろいろな部位と情報交換をしており、身体から脳へも求心的に情報が集まってくる。そういった生きたやりとりの中から、心が生まれてくるのだろうと思う。

だがこの議論は、果てしなく続く永遠に結論の出ないテーマである。それぞれの人が拠（よ）って立つ立場や見方がさまざまであるため、正解が一つというように決めることができない。そこで今度は身体について考えてみたい。

身体を捉える視点も実にさまざまある。ｉＰＳ細胞をはじめとする自然科学としての見方は、身体を細胞や分子レベルに分解して、ＤＮＡレベルで改変するような研究が花盛りだ。それは私たちにとって明るい未来を期待させてくれる華々（はなばな）しい研究分野である。そのような見方は、身体を形づくる究極の単位を、物質に還元して操作しようとする。

さらに時間軸を取り入れて考えれば、進化学の立場もある。なぜ生物は現在のような姿形をしているのか、追究することができる。特に人間に限って考えると人類学ということになる。

同じように、人間の心も、この大きな進化の流れの中で考えることもできて、それは進化心理学という新しい分野として登場することになる。

脳至上主義に一石を投じたダーウィン

ここで、そのような視点で身体を眺めている身体心理学の礎（いしずえ）となった３人の巨匠（きょしょう）を紹介したい。

一人目は、進化論で有名なイギリスの自然科学者チャールズ・ダーウィン（１８０９～１８８２）である。

言わずと知れた、生物学や遺伝学、行動学、人類学などに多大な影響を与えた巨匠である。その理論は長年にわたる冷静で緻密な観察にもとづいており、当時、遺伝子の存在などわかっていなかったにもかかわらず、その存在をほのめかすような論考までおこなっている。

もちろんそのすべてが現在の科学でも正しいとは言い切れない部分もあり、異論もあるが、大まかな考え方としては誰しも認めるところである。その真髄は自然淘汰と突然変異、性淘汰であり、現在の人間の身体の構造や機能を考える上で必要不可欠の視点であり、本書ではその考えに則って考察していくことにする。

しかし残念ながら、ダーウィンの進化論はのちに誤解されて広まってしまうことになる。一例をあげると「適者生存」という考え方は、もともとはイギリスの哲学者ハーバート・スペンサーの言葉であり、ダーウィンの「自然淘汰」とは一線を画している。ダーウィン自身はこの言葉が気に入らず、使わなかったといわれている。

スペンサーが示したのは、社会は低次から高次へと進歩していくという理論であり、現在の資本主義社会での勝ち残り競争を支持するものとして使われている。それに対してダーウィンの「自然淘汰」は、環境に適応しているか否かが生存と繁殖に関わっていると主張したのであり、決して生物の間に上下関係があると考えたわけではない。単に機械的にある環境に適した個体が生き延びて、その形質が遺伝的に受け継がれて、世代を超えて強まっていくという主張である。

これは後述する身体心理学の考え方に拡張することができる。つまり現代では、人間にとってもっとも高度に発達し、身体の司令塔であるのが脳であり、身体の末梢の器官は、脳に支配されて従属的に動く存在にすぎないとする脳至上主義の考え方に一石を投じる。

身体心理学は、**身体の諸器官に優劣はなく、特に心を考える場合は末梢こそ見直されるべきだ**、と主張しており、それは次に述べる三木の理論とも共通している。

解剖学者・三木成夫の「内臓は『こころ』の源」説

二人目は、解剖学者の三木成夫（みきしげお）（1925〜1987）である。

三木は、単に解剖学を学ぶに止まらず、人体の解剖を通じた生物への深い洞察によって、人間の生命の誕生から人体が形づくられる過程を、長い生物の進化の段階に見事に位置づけて、人体の諸器官を捉え直した稀有（けう）な学者である。

また植物と動物の身体の構造を同じ次元で対比させ、さらには生物のリズムは宇宙のリズムにまでつながっているという壮大な理論を展開した巨人でもある。

ここでは身体心理学と関係する部分だけを少しだけかいつまんで紹介することにしよう。

彼はまず解剖学的な立場から、身体の諸器官を、消化吸収や生殖にたずさわる植物性器官（内臓系）と、感覚や運動に関わる動物性器官（体壁系）の2つに分けて考えた。そして前者を腸管系（吸収）・血管系（循環）・腎管系（排出）に、後者を外皮系（感覚）・神経系（伝達）・筋肉系（運動）に分類した（図5）。

そして**「生命の主人公は、あくまでも食と性を営（いとな）む内臓系で、感覚と運動にたずさわる**

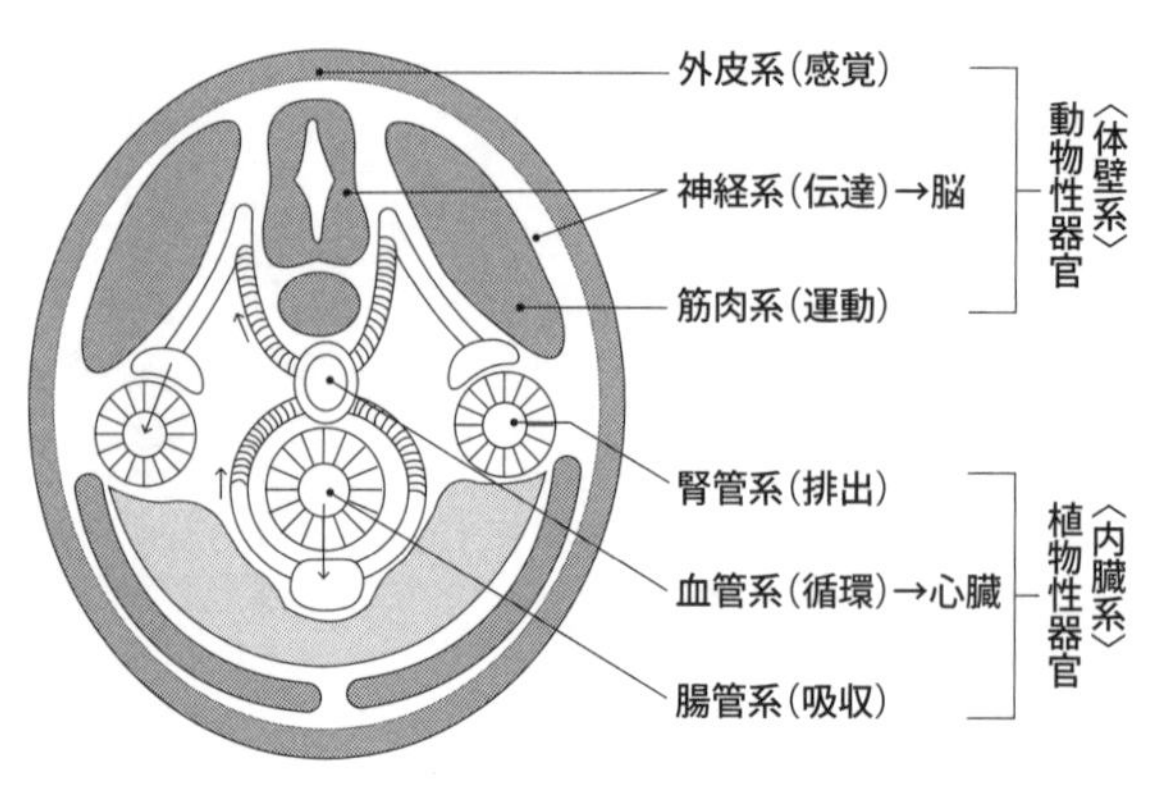

図5　脊椎動物の基本形

（三木茂夫　2003『内臓のはたらきと子どものこころ』築地書館より引用一部改変）

体壁系は、文字通り手足に過ぎない」と述べて、内臓の復活を主張した。内臓は「はらわた」で、それが「こころ」の源になっており、そのはたらきは感応や共鳴といった感じることが主体であると主張した。

それに対して「考える」はたらきは、「頭」である動物性器官の機能であり、脳の前頭葉（ぜんとうよう）という進化的に新しい部分がつかさどっており、私たちは動物として生きる意欲など「感じる心」を取り戻すためには、内臓の復活を目指す必要があると主張した。

後述する身体心理学では、心の発生を「動き」、すなわち動物性器官のはたらきであると考えるのに対して、三木の理論ではそれを内臓という植物性器官のはたらきであると考えたという違いはある。

ただし実際にはこれから見ていくように、どちらも正しいということができ、心の発生の起源を身体に求める刺激的な論考は、身体心理学が大きな刺激を受けた魅力的な説である。

身体の末梢の変化に目を向けた春木豊

三人目は、著者の師匠である春木豊（はるきゆたか）（１９３３～２０１９）である。

身体心理学は、行動を追究する心理学であり、ダーウィンの進化論、そしてその影響を受けたジェームズ＝ランゲ説を理論的な支柱としている。

生理学の研究者として出発し、のちに心理学と哲学の教員を務めたウィリアム・ジェームズ（１８４２～１９１０）は、自著の中で「私たちは悲しいから泣くのではない、泣くから悲しいのだ」という常識とは逆の主張をした。

要約すると、私たちが何かを目で見たり、耳で聞いたりしてその情報を脳で知覚すると、そこから遠心性の神経を通って顔や身体の筋肉を収縮させる。そしてその身体の情報が再度、脳に入ることで私たちは情動を主観的に感じる、ということになる。

つまり、**身体の末梢の変化こそが、情動を生むための条件であって、私たちは単に脳の中だけで知覚したり感じたりしているのではない**、と主張したわけである。

この主張は、ダーウィンの進化論の影響を強く受けた考えでもある。

単細胞生物でも不快を避けて、生きやすい環境を求めて快を追求するように動くのは、生物としての基本的な原理である。それは多細胞生物でも同じである。そしてそのような動きをより効率的におこなうために、神経系が発達し、やがて脳ができた。だから脳はより効率的に外の環境を感じて、より効率的に動くためにできたものだ。

そのことがよくわかる、私たちの古い先祖である、脊椎動物の祖先を持つホヤの生態を見てみよう。ホヤは幼生のときは、オタマジャクシのような姿をしており、水の中を泳いでいる。このとき、幼生の身体には脊索＝中枢神経（つまり脳）があり、しかも将来、目や耳になる感覚やにおいまでも感じて身体を動かしているという（図6）。

たとえば光を感じると、光と反対の方向に動くが、それは成体になったときに岩場に付着しようとするからである。このような行動は、ホヤが「考えて」しているわけではなく、単に「反射」としての行動である。

しかし快適な環境を見つけると、今度はそこに付着してその後の一生をそこで植物のように過ごすことになる。するとホヤは驚くべき行動に出る。なんと、**いままであった自分の「脳」を吸収してしまう**のだ。

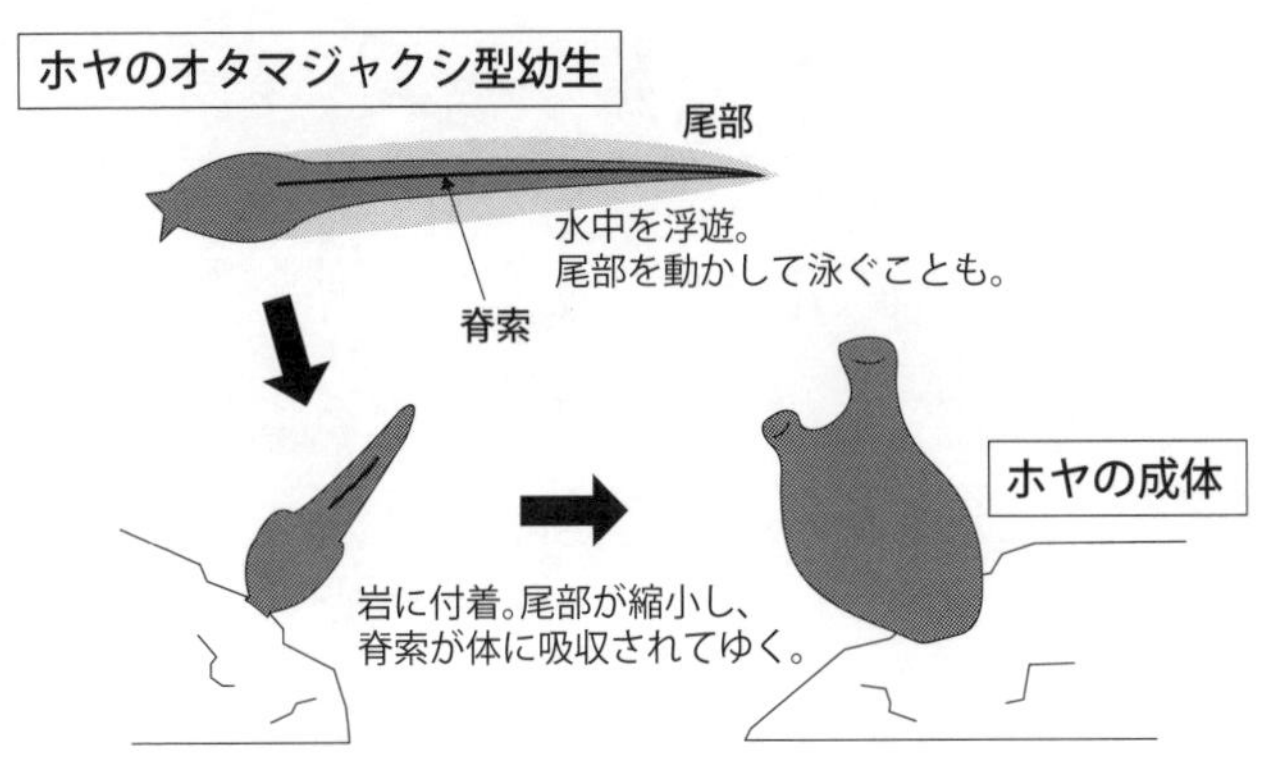

図６　ホヤの変態

※図のオタマジャクシ型幼生とホヤ成体の大きさは、実際の比率ではありません。
（海遊館ホームページより引用）

それは、感じたり動くことが必要なくなったため、栄養を大量に消費してしまう脳はもう必要なくなったからである。

ここから逆に脳の重要な役割がわかる。生物にとって脳の役割というのは、外の世界を「感じ」、効率的に「動く」という２つの役割にほかならない。「感じる」はたらきは脳への情報の「入力」、「動く」というはたらきは脳からの指令の「出力」と考えてもよい。

だからこそ、心を元気にするとか、幸せに生きるといった心の健康を考えた場合、脳に五感を通じて心地よい刺激を入れてあげることが大事だということがわかる。

脳に入る情報は、五感の感覚だけではない。内臓のはたらきもそうだし、運動をしたときの筋肉や組織などの情報も入ってくる。

そのような脳への信号が心地よいものであれば、心が穏やかにリラックスしたり、生き生きとして元気になれるし、逆にそれらの質や量が不適当なものであればストレスに感じることとなる。

物を所有する生活になったことで

私たちの直接の祖先であるチンパンジーの行動を見てみよう。森の中で生活するチンパンジーは、私たちと違う行動様式を持っていた。大きな違いは移動しながら生活することである。

チンパンジーや他の霊長類も、群れをつくって木の実などの食物を食べながら生活し、食物がなくなると、次の場所を求めて移動していく。人類はそうした行動には満足できない集団から進化したのだと考えられている。

つまり、食物が豊富で安全なアフリカの熱帯の森の中から出て、わざわざ危険なサバンナの大地に降り立って、生息域を広げていった。こうして長い年月をかけて日本列島にもその祖先がやってくることになる。したがって、人類の特徴として、移動を好むこと、好奇心旺盛なことがあると思う。

そして狩猟採集生活が終わって、弥生時代に稲作が入ってくると、定住して生活をすることになった。それに伴い、移動しなくなったために、さまざまな物を所有するようになっていった。その結果、多くを所有する人と、所有しない人との格差が生まれることになり、貧富の差が生まれてくることになった。

しかしながら、人類の長い歴史である狩猟採集生活に適応した人間の脳や身体にとって物を所有する生活を始めてからの時間はあまりに短く、未だそれには適応していない。だから原点に戻るとすれば、**所有をやめて、身軽になって、移動しながら生活するといったライフスタイルで本来の生活様式に近づくことが、生きやすさにつながる方法**なのかもしれない。

たとえば最近の若い人は、車を買わない人が増えたといわれている。カーシェアリングすれば、駐車場代も維持費もかからず、利用したいときだけ借りれば済むし、好みに応じて好きな車を借りることもできる。

洋服も所有せずに借りれば、いろいろな服を楽しむこともできる。住む家もシェアハウスは楽しいようだ。こうした傾向は、ある意味では狩猟採集生活に回帰しているといえるのかもしれない。

一方で物の所有は自己の延長上にあり、他者の評価の対象になる。そのため自分を装飾するためのブランド品を所有することはステータスとなる。それに対して所有しないことは、他者から評価される対象がないため、社会のプレッシャーからも自由になれる。

貧富の差は、多くを持つ者と持たない者の差であることを考えると、こうして所有しない生活スタイルを見習うようにすれば、貧富の差は必然的に小さくなり、平等な社会に近づくに違いない。

私たちは身体を所有しているのか？

さて、話を身体に戻そう。私たちは物と同じように身体も所有しているのだろうか。

医療技術の進歩により、安楽死、臓器移植や出生前診断、人工妊娠中絶など、身体を自分が所有する物であるという意識が強まっているように思う。

自分が所有する身体であるから、臓器提供をする、しないの判断は自分ですることになっている。西洋では伝統的に、所有権、つまり自分の物である、という考えを、物の可処分権（ディスポーザビリティ、つまり自分の意のままにし得ること）という概念の延長上に考えてきた。これは私の物である、だからこれをどう処分するかは私が自由に決めることである、というわけだ。

それはそれで間違いではないが、果たして自分の身体は自分の物と同じように所有しているといえるだろうか。

たとえば嫌いな人から身体に触れられたとする。それがゾッとするほど不快なのは、「私が触れられた」からにほかならない。もちろん自分の所有物である鞄や洋服を触られたとしても不快な気持ちはあるだろう。しかし身体に触れられたときほどの鮮烈な不快感はないことからもわかる。このように**身体は、自分が所有していると同時に、自分自身でもあるという二重性を持つ。**

この二重性について、ドイツの哲学者ヘーゲル（1770〜1831）は、人の発達の時間軸に沿って、「統一」「区別」「再統一」の過程をたどるという弁証法的関係として捉えている。

少しむずかしい話になるが、ヘーゲルによると、生まれてから思春期までは、身体は心と完全に合体している。だから小さい子どもほど、「全身で嫌がったり」「全身で喜んだり」する。そして思春期に入り内面に意識が向かうようになると、それと対峙するように身体が外部として切り離される。

それと同時に私と身体の関係では、所有という関係性が生まれるようになる。見られる身体に意識が向くようになり、外見を気にしてダイエットや化粧をして美しい身体に変えようとしたり、強い肉体を手に入れようとしたり、身体が発するにおいに敏感になったりする。そして成熟してくると再統一され、外見よりも内面の充実に関心が向くようになり、衰えてゆく身体を慈しみ健康を維持しようとするようになる。

さらにヘーゲルは、これら3つの段階は単に移行していくだけではなく、「同時的に存在する」側面もあるという。そのため、「私は身体を所有している」と同時に、「私は身体である」という2つの現象が同時に存在することになる。

自分の身体の所有意識が強いと、「私」は身体と切り離される。そうした意識自体は悪いものではないが、この割合が強まってしまうと、身体は心にとって制約や足かせと感じるようになるのではないか。

心は自由意思として自由に羽ばたきたいのに、それを身体が制約するというように、そして毎日化粧したり手入れをしなければならない手のかかるもの、というように、私は身体を持つ存在であるが故に生じる制約を身体に対して感じてしまう。

ところが身体と心の再統一をすることができれば、心は自由になる。「私は身体である」が故に、身体のお手入れは自分を大切にする行為の一環となる。自分が何をしようか考えるために、身体に問いかけるようになる。身体と統一された「私」は、心地よさ、快感、満足感、幸福感をもたらしてくれる身体を無二の友として慈しむようになれる。

こうして物の所有をやめることで、身体は自由になる。そして身体の所有をやめることで、心は自由になれるのである。

身体の健全なあり方

さらにいえば、身体は社会のものでもある。

家族で生活をしている人や、重要な社会的責任のある立場にいる人はもちろんだが、ほとんどの人にとって、自分の身体を自分だけのものだと感じることは少ないのではないだろうか。

もし私がいなくなったら、子どもたちの生活はどうなるのだろうか、私がいなくなったら友人は悲しむだろうか、というようなことを考えたこともあるだろう。

身体が私一人の所有物となるときは、他者の身体との関係が完全に断たれたときだ。人の身体は、食や性をはじめとして、育児や医療、教育などの場面を見るとわかるように、いつも他者の身体との交わりややりとりの中にある。それが社会に開かれた健全な身体であるといえる。親しい他者と身体を共振させて、喜びや悲しみを分かちあうといった関係性を構築できるのも、身体が健全に開かれているからである。

こうしたとき、物体としての身体の中に命が吹きこまれ、自分は身体的な存在だと感じられるようになってくる。相互作用する相手の身体との交感を通して、心の交感が生まれ、そこに命が輝きはじめる。

こうした身体の状態こそが、本来の身体のあり方である。

身体は「見る―見られ」「触れ―触れられ」ることを通じて、相手との同調が生まれ、親密な関係性が築かれると、生き生きと動き出し、その感覚は心が穏やかに、あるいは活発に心地よく動く原動力となる。

自尊感情を生む身体

身体と心は、また別の見方もできる。

人は自分に関する意識を持っている。自分はやせている、自分はたくましい、といったような自分そのものに関する概念である。さまざまな研究によると、こうした概念は主に身体に対する評価や概念から形成されることがわかっている。

もっとも有名な、妥当性のあるモデルとして考えられているのが、イギリスの教育学者フォックスたちがつくったモデルである。これによると、身体に関する概念は、「体調（体調の維持や管理ができるかなど）」「体型（体型が魅力的かなど）」「筋力（たくましく筋力が発達しているかなど）」「運動（運動が得意かなど）」の4つで構成されている（図7）。

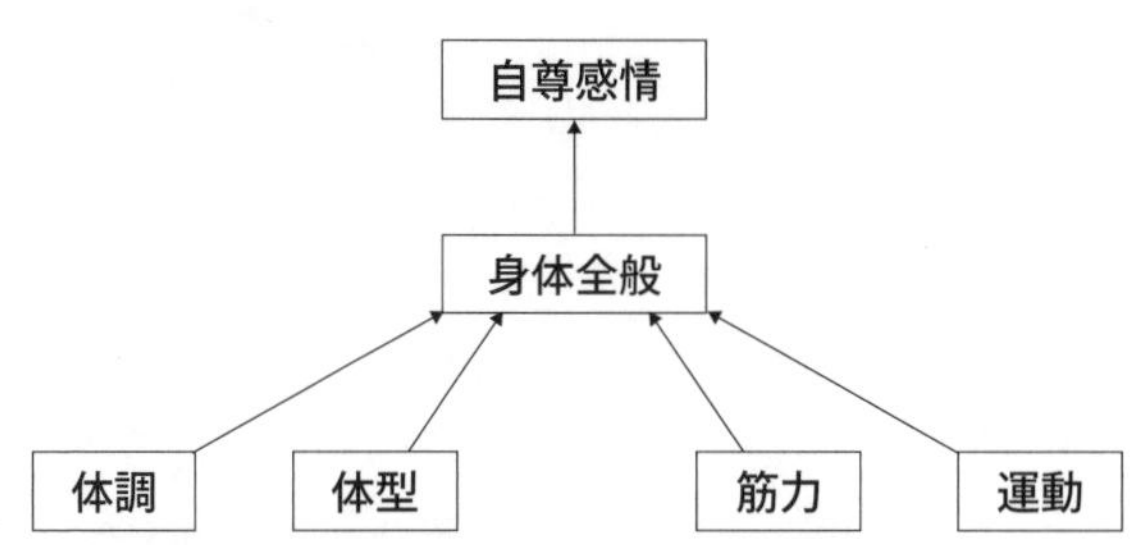

まずは下段の要素への評価をし、次に全般的な身体への評価をし、
最上段でこれらが統合されて自尊感情がつくられる

図７　自尊感情と身体的自己概念の多面的階層性モデル

（Fox, K. R., & Corbin, C. B. (1989). The physical self-perception profile: Development and preliminary validation. *Journal of sport and Exercise Psychology*, 11, 408-430.より引用一部改変）

こうした身体の側面に対する評価が、その人の価値である自尊感情の中心的な部分を規定しているというのである。

確かにこのような身体に対する評価は、自尊感情といった心の重要な部分に大きな影響を与えている。

しかしこれはどちらかといえば外から見られる身体や、身体の強さに対する評価といったように、「他者からの視点」であり、社会的な価値の基準に合っているかという視点で捉えられる身体であると思う。

それに対して、これから述べる**身体的自己**というのは、内側から感じられる身体に規定される自己であり、それが身体心理学の中核となる考え方でもある。**外側からではなく「内側」から、評価ではなく「感じる」こと**

を重視している点で、これまでの考え方とは異なる身体的自己が浮かびあがってくる。

これからどのような時代になるか、まったく予測がつかない不透明な時代を生きる私たちにとって、一人一人が生きがいを持ちながら幸福で内面的な豊かさを深めるためには、このような視点の身体を持つことは不可欠である。

それはここまで述べてきたような、「評価される身体」「比較される身体」「外から知る身体」「所有物としての身体」などとは真逆の価値を追求することになる。

オリンピック・パラリンピックで追求される身体とはまったく異なる身体の価値が、これからの時代に必要になってくると確信している。

第2章

動きつづける身体の深層はどうなっている？

行動する身体の深層

いまだに身体も心も狩猟採集民！

私たちの祖先であるチンパンジーなどの類人猿は、食べるとき以外はあまり動きまわらずに、ごろごろと寝ていたり、グルーミングをしたりしてのんびりと過ごしている。エネルギーの消費をできるだけ抑えるためだ。

しかし約20万年前に豊かな森を捨てて、サバンナの陸上で生活するようになった人類の祖先は、狩猟採集生活を送ることを余儀なくされた。その結果、定住せずに常に移動しながら生活し、一日の大半を、狩りをしたり木の実を集めたりといったように、常に立って動きながら過ごすようになった。

アメリカの人類学者サーリンズは、狩猟採集民の社会はある意味では豊かなものだったことを世の中に広めた。豊かさというのは、決して現代的な意味での豊かさではなく、**物質を所有するわずらわしさがないという観点での豊かさ**である。

移動しながらの生活であるため、土地の所有はせず、所有するものは最低限でなければならない。しかも必要なものは、木や石、草、繊維など周りにあふれている材料からつくっていた。

しかし、狩猟採集民の生活は、決して牧歌的というわけではなかったようだ。彼ら／彼女らはいつも空腹で、毎日、必死になってその日の食べ物を確保していたようだ。

一日何時間も走ったり歩いたり、水や食料を探してそれらを運んで調理をする。このような行動はエネルギーを得るためのものであると同時に、消費する行動でもある。だからエネルギーを得るための行動は少なくして、余分なエネルギーを消費しないで済むように休んでいることも大事だった。

また人類学者の山極壽一（やまぎわじゅいち）によると、狩猟採集民はきわめて平等な社会だったという。たとえば現代における数少ない狩猟採集民である、アフリカの熱帯雨林に住むピグミー系の人々は、狩りに出る際に自分たちの道具は使わずに、わざわざ仲間の道具を借りていくが、それは獲物を仲間と分配するという前提があったからだという。

狩猟採集民は獲った獲物を皆で分けて食べるのがふつうであり、自分だけ食べるような抜け駆けをする者には厳しい罰が与えられたそうだ。

現代に生きる私たちの心の構造というのは、このもっとも長かった狩猟採集生活に適応

するようにつくりあげられている。身体の構造も然りである。

だから誰もが平等であることを原則として社会がつくられており、それに違反する者は厳しく罰せられる。また身体面を見ても、運動せずにじっとして過ごしていると、本来必要なエネルギーの消費がなされず、生活習慣病のリスクが増えてしまうのは必然のことだといえる。

動きまわることは健康の必須科目

チンパンジーなどの類人猿は、昼間の8時間〜10時間もグルーミングや食事に費やしている。そして一日あたり9〜10時間の睡眠をとる。チンパンジーやボノボは、一日あたり3キロ動くが、ゴリラやオランウータンははるかに少ないという。それにもかかわらず、このような類人猿が肥満や心臓病などの生活習慣病になりやすいということは決してない。

こうした身体活動（安静にしている状態より多くのエネルギーを消費するすべての動作。運動や仕事・家事などの生活活動も含む）や生活習慣は、周囲の環境にある食物によって決まる。森の中で果物などの食べ物が豊富にある動物は、あまり移動する必要がなく、頭を使わなくても食べていけるため、知能はあまり発達しなかった。

ところが森の中からサバンナの草原に生活圏を移動した人類の祖先は、食物を得るために狩猟採集生活をするようになった。すると、食物となる動物がいるところを見つけ、追いかけるために、大幅に移動することとなった。実際、アフリカのサバンナの肉食動物の移動距離は、草食動物に比べて3倍も多いという。

また、たとえばマグロなどの魚類は、24時間止まることなく泳ぎ続けることで、エラに水を貫流させて酸素を得ている。同じように人類の祖先も、長い狩猟採集時代を過ごす間に、基本的に長い距離を移動して過ごすことに適応していった。

身体の構造や機能は、現代になってもその時代から基本的に変わっていない。だから現代人も動きまわったりして身体活動をしないとおかしくなってしまうようにできているのだ。

実際にスコットランドの成人の調査によると、一日に2時間以上テレビを見る人は、心臓発作や脳卒中などを発症する割合が１２５％増加するという。また、身体活動量が少ないと、抑うつになりやすいという。

一日8000歩相当の身体活動を心がける

私たちの最大酸素摂取量（1分間に体重1キロあたり取りこむことができる酸素の量）は、チンパンジーの4倍もある。それは主に脚の進化によるものである。陸上生活をするようになった人類は、移動のために脚力を大幅に強めたのだ。

ただ、身体活動を増やすことは、必ずしもダイエットにはつながらないようだ。身体活動を増やすと、身体のさまざまな機能が改善される効果はあるが、それ以上にカロリー消費が増えるわけではない。

著者の例で申しわけないが、ここ数年、健康診断で肝機能などに異常値が出てくるようになった。そこで、もともとあまり飲まないアルコールをやめてみたり、食事も腹八分目にするなどしてみた。しかし、翌年の数値は残念ながらまったく変わらなかった。

そこで重い腰を上げて、ジョギングを毎日するようにしてみた。すると1年後には、ほぼすべての数値が正常範囲になった。しかも体重はほぼ変わっていなかった。さらに朝にジョギングをすると、気分よく一日を過ごせることもわかった。それは脳内でエンドカンナビノイドという脳内麻薬物質が分泌されるからのようだ。

このように身体活動を増やすことは、心と身体にとてもよい効果があることを、身をもって証明できた。

では、どの程度の身体活動をすると病気の予防効果があるのだろうか。

欧米など各国のガイドラインでは**「中強度の身体活動を少なくとも一日30分」**と提唱されているが、これを**歩数で示すと一日8000歩に相当**するそうだ。

実際の研究でも、歩く歩数が多い人ほど、糖尿病やがん、心臓病などの循環器系の疾患だけでなく、ロコモティブシンドローム（運動器症候群）、認知症などの病気にもかかりにくいこともわかっている。

体験的太極拳のすすめ

他の運動ではどうだろうか。

著者は以前、春木師匠から太極拳を習っていた。太極拳では非常に独特の歩き方をする。腰を低く落として重心をゆっくりと移動させる。常に重心を落としておこなう動作は、身体が不安定になる。だからこそ、そこから瞬時に身を守る動きを生み出すことができる。

また、重心を落とすことは、筋肉を伸張性収縮させる（筋肉が引き伸ばされながら力を発揮する）ことになり、これは筋肉への負荷が大きく、筋肉が太くなることにつながる。そのためエネルギーを消費しやすいのだろう。

さらにずっと重心を落としながらおこなう時間の長さは、細胞の化学的な変化を生むためには必要な時間でもある。それにより神経系と筋骨格系の連携回路が細胞レベルで変化するからである。

こうして手足の先まで意識が行き渡り、コントロールが利くようになってくる。その心身の使い方が、意識をそのまま身体に向かわせ、心身が一体化した状態を体感できる。

著者の経験では、太極拳を1時間もやると、終わったときにぐったりと心地よい疲労感があることに驚いたことがある。見た目には、非常にゆっくりとした優雅な動きであるので、疲れるはずはないと思っていたのは誤りであった。

中腰の姿勢を保ちつづけることがその原因であろう。ただ、激しく身体を動かしたときのように呼吸が上がって「ハーハー」と疲れるというわけではなく、心地よい疲労感があり、終わったあとはとてもゆったりとリラックスした気分になれる。

さらに、太ももやふくらはぎは「第2の心臓」とも呼ばれていて、そこを収縮させる運動は、重力で下のほうに溜まってしまいがちな血液やリンパ液をポンプのはたらきで上に押しあげる効果があるため、心疾患などのリハビリにも効果がある。

また太極拳の研究では、高齢者の転倒防止には非常に大きな効果があり、また動脈硬化の予防にもなることなどが明らかになっている。

摺り足に秘められた日本人の思想

こうした動きは、能の摺り足や茶道などの日本文化の特徴でもある。能の足の運びも、身体は低く沈み、摺り足で動き、足跡は2本の線の上をたどるように歩く。伝統的な武道でも基本的に走ることはせず、重心を下に落として摺り足で歩く。**走ったり飛び跳ねたりして心が「浮き足立つ」ことを戒めるため**だ。また日本の伝統的な踊りである日本舞踊は摺り足でおこなわれ、飛んだり跳ねたりすることはあまりない。それに対して、西洋では踊りもバレエのようにつま先だけで、できるだけ地面と接しないように踊るのが美しいとされている。また同じアジア文化でも中国や韓国では、飛んだり跳ねたりする踊りが主流である。

なぜ日本人特有の摺り足が歴史的に生み出されたのか、身体文化研究者の井下英樹の考察が興味深い。彼は1万年前の地球温暖化現象のために大陸から分断してしまった日本列島の自然状況に着目する。

それまでの狩猟採集生活では、「走る」ことが主な移動手段だった。ところが1万年前には追走するマンモスが絶滅してしまい、大陸から離された日本列島では、走る必要もなくなり、行動範囲の狭い農耕生活が始まると同時に、そこに居を構えて定住生活が始まる。

「走る」は移動の仕方からいえば、両足が地面から離れる瞬間を持ち、重力との関係では「重力打破性」を意味している。それに対して「歩く」は一方の足が必ず地面を踏みしめており、「重力親和性」を意味する。さらに「立つ」は「重力同調性」を意味する。

水田耕作ではまさに狭い土地の上でくり返し同じ作業を続ける「立ち働き運動」であり、日本人の思想が形成される基盤を「主客未分型共生原理」に依拠しているという。

このように日本人の主客未分化で、自然と共生する社会が築かれてきたのは、その土台として（田んぼを）「一歩ずつ摺るようにゆっくり歩く」という行為から醸成されてきたとする点が、身体心理学の発想と似ていて興味深い。

運動するのは身体を鍛えるためだけではない⁉

人類は狩猟採集生活で、移動しながら頭脳を発達させた。前述のホヤの例でも示した通り、脳は動くため、そしてそのための感覚を獲得して統合し、効率的な動きをするために備わったと考えられる。そこで身体の活動は脳のさまざまな能力と関係があると考えられる。

身体をコントロールしたり、自分の身体を感じたり、あるいは外界を知覚しているのもすべて脳である。そのように考えると、ただ勉強さえすれば学力が伸びると考えるのは、水だけを与えて育てる水耕栽培と同じだといえるだろう。

縄跳びにしても、ドッジボールにしても、サッカーや野球のような競技スポーツにしても、身体を動かせば筋肉などから大量の情報が脳に届く。さらに他の選手を見たり、声を聞いたり、声を出したり、触れあったりするため、非常に頭を使う。そして困難なことがあっても粘り強く取り組み続ける能力も必要である。それは勉強でも同じである。

運動能力を高めることで脳の発達が促される。だからこそ思い切り身体を使って遊ばせることは、豊かな肥料となって子どもの脳をたくましく成長させていく。運動は決して身体を鍛えるためだけではないのだ。

実際に運動などの身体活動と学力の間に関係があることは、多くの研究で実証されている。

たとえば岐阜大学の大坪健太（おおつぼけんた）たちの研究では、１０００人以上の小学生の体力と学力の関連を検討したところ、体力の総合評価と学力との間にはかなりの関連が見られることがわかった。

その理由であるが、生理的側面と心理的側面の２つの側面があるようだ。生理的側面としては、身体活動をすると脳血流が増加し、覚醒水準が上がることや、ストレスによって分泌されるノルアドレナリンが減少し、逆にセロトニンの上昇による鎮静効果（落ち着き）をもたらすこと、ドーパミン分泌を高め意欲を向上させるという。

一方、心理的側面としては、身体活動が自尊感情の向上に影響を与えることから、活動的な児童ほど、自尊感情が高く、その結果として学習行動や学習意欲の向上につながると考えられている。

左手を握ると怒りが抑えられる

運動能力にはさまざまな側面があるが、それは3つの指標でわかるという。

リハビリテーションの平尾文たちの研究によると、子どもの運動能力を代表する指標は3つあり、「握力」「咬合力」、そして「体支持持続力」だという。

握力は子どもの体格や身体の支持力、走る能力などと関係がある。咬合力は、上肢と下肢の筋力と関係がある。高齢者でも、握力や咬合力が弱まると、全身の機能が弱まっていることから、年齢にかかわらずこれら3つは体力を代表する重要な指標となっている。

そして3つ目の体支持持続力というのは、手や上肢だけではなく、体幹筋なども関与しており、身体を支持する筋力である。これは姿勢を支える筋力であり、後述するように心とも関係が深い。

まずは握力から見ていこう。

よく「手に汗を握る」というが、手を握ることは感情と深い関係にある。

テキサスA&M大学のピーターソンたちは、左右どちらの拳を強く握るかによって攻撃

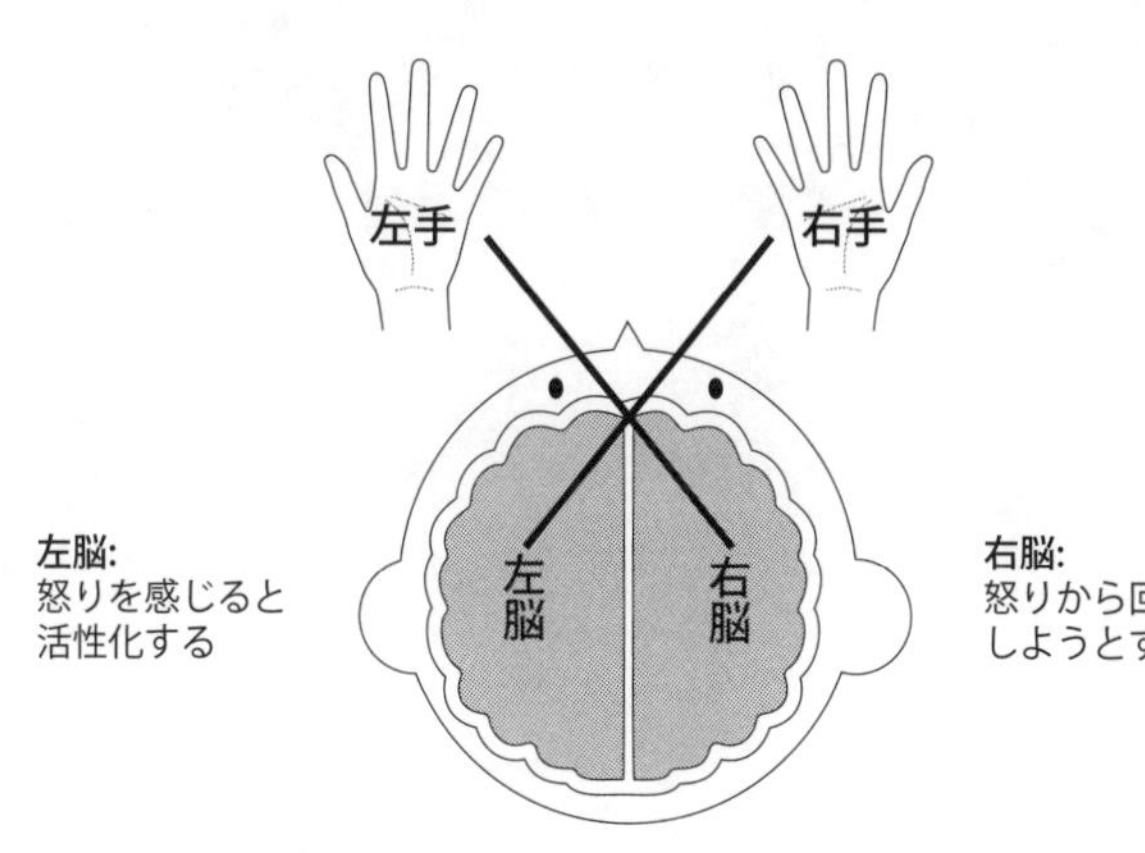

図８　手と脳の関係

性に違いがあるか研究をおこなった（図８）。

まず右利きの実験参加者にエッセイを書いてもらい、左右いずれかの手でボールを力いっぱい45秒間握り、15秒間の休憩のあと再度握る、ということを４回おこなったあと、別の部屋でエッセイを酷評したメモを見せ、怒りを誘発した。その後、相手を攻撃できるゲームに参加してもらい、そのときの行動を測定してみた。

その結果、左手を強く握った参加者のほうが右前頭部の活動が優勢で、かつ攻撃行動が抑えられることがわかった。

人間の脳は、怒りを感じると左前頭部が右前頭部よりも活性化する。左前頭部の活動は怒りに関連した動機づけを反映し、右前頭部の活動は怒りから回避しようとする恐怖反応に関連している。

そのため、**あらかじめ左手を握って右前頭部を活性化させておくことで、怒りの感情が抑えられる**ようだ。だから不安や緊張などを抑えるためにも同じように、左手を握るのが効果的だといえる。

ボールを握ると記憶力がよくなる

さらに手を握ることは記憶力とも関係があるという。

アメリカの心理学者プロッパーたちは、手でボールを握ると記憶力がよくなることを発見した。右利きの参加者に、軟らかいボールを「右手あるいは左手で」90秒間握ってもらい、直後に72個の言葉のリストをできるだけ多く暗記してもらった。

そして今度は、そのボールを「右手あるいは左手で」90秒間強く握ってもらい、直後にできるだけたくさんの言葉を思い出して書き出してもらった。

実験では、ボールを握る手を左右に操作して、「右手→右手」「左手→左手」「右手→左手」「左手→右手」のように条件を変えておこなってもらった。

その結果、「覚えるときは右手、思い出すときは左手」のグループの成績がもっともよいことがわかった。

解剖学的に見ると、右手は左脳、左手は右脳とつながり、活性化させている。

記憶は左右両方の脳の前頭葉が重要なはたらきをしており、左前頭葉（左脳）は記憶の蓄積、右前頭葉（右脳）は記憶を引き出す役目を果たしている。だから、**暗記する前に右手で左前頭葉を刺激すると、何かを記憶するインプットに役立ち、思い出す前に左手で右前頭葉を刺激すると、そのアウトプットに役立つ**というわけだ。

噛みしめるとパフォーマンスが向上

次は咬合力についてである。

噛む力である咬合力の重要性は昔からよくいわれている。ただしそれは、高齢になってもしっかりと食べ物を咀嚼（そしゃく）できるとか、子どもはよく噛んで食べるのが大事だといったように、食べることに関する研究が多い。ここでは身体心理学の立場から、別の視点で見てみよう。

よく苦しいときに「歯を食いしばって頑張れ」と言うことがある。そして歯を食いしばると、さまざまなパフォーマンスが実際によくなる。

実際に歯をしっかりと食いしばると、筋力が４～６％もアップするというように、スポーツ選手が瞬発的な力を発揮させるためには、歯を食いしばることは重要である。それは上下の歯をしっかりと噛み合わせると、「噛んだ」という情報が、脳の運動野に伝達され、それが身体を動かす骨格筋などに影響を与えるからである。

さらに重心や姿勢を安定させる効果もある。上下の歯でしっかりと噛めている場合と、噛み合わせが悪い場合を比べてみると、直立姿勢で立ったときの重心のふらつきである重心動揺（身体の重心の位置の動き）に差があり、噛み合わせが悪いと重心がふらつきやすい。特に大事なのは、奥歯でしっかり噛むことである。

また**姿勢の安定・不安定は、心の安定・不安定にも直結**している。実際、重心動揺を足の裏で測ってみると、不安が高い人ほど重心動揺が大きい。まさに「地に足が着いていない」状態なのである。そしてしっかりと奥歯を噛みしめたり、足の裏と地面が接地したところに意識を向ける（グラウンディング）と、重心動揺も小さくなり、心も安定する。

また歯を噛みしめると、首にある胸鎖乳突筋（きょうさにゅうとつきん）などの筋肉に力が入り、首も安定する。首が安定すると身体の軸がぶれないので、結果的に身体が動かしやすくなったり視線が定まったりするため、パフォーマンスの質の向上につながるのだ。

身体は姿勢を保とうとすると、噛むための咬筋（こうきん）をはたらかせる。このときに咬筋は咀嚼筋の一部であると同時に、「抗重力筋」として身体の平衡感覚を維持する役割をも担っている。このように、**「しっかり噛みしめる」ことは、全身の筋肉に力が入り、姿勢が安定する**のだ。

噛むことで全身に活力

次に食べ物を噛む動作について見ていこう。

東京医科歯科大学の乙丸貴史たちによると、小学生に夏休みの１カ月間、グミを噛んでもらったところ、計算問題の作業効率が高まる効果があったという。さらに小児歯科の樋口将たちの研究では、咬合力が弱い子どもは、「逆上がりができない」「よく転ぶ」「一人で食事を最後まで食べることができない」などの全身の機能とも関係があることを明らかにした。

頑張るということは、単に精神論で頑張るのではなく、噛むことで咬筋がはたらき、それが全身に活力を与えてくれるために頑張れるのである。

食事をする際に食べ物を噛むことは、単に食べ物を細かくして唾液と混ぜる作用があるだけではない。脳にも大きな影響を与えている。

富山大学の中田健史たちの研究によると、口をきちんと閉じているための口唇閉鎖運動（口唇や嚥下のための運動）をすると、日中の覚醒が上がったり、睡眠の効率が向上しており、さらに脳の機能で見ると、前頭極の機能が向上していた。

　この部位は、複数の認知過程を統合して高次の行動へと導く重要な役割を持っている。解剖学的に、口輪筋（こうりんきん）などの表情筋から脳に届く神経や、咀嚼筋の噛む感覚、そして口腔内の触覚（しょっかく）の受容器からの入力を受ける神経は、脳の上丘（じょうきゅう）に届いている。この上丘は前頭極を含む大脳皮質に影響を与えており、注意や覚醒に関わっているからだ。

　このように口の周りの運動は、認知機能にも大きな影響を及ぼしていることがわかる。

食べる身体の深層

「おいしい」と感じるとき

食べることは、生物として生きていくための基本である。

しかし、必ずしも栄養の摂取だけを目的としていないのが人間の食べる行為である。人間にとって食べる目的は、おいしさを味わうためであり、さらに仲間と一緒に食べて絆（きずな）を深めることにある。

おいしい食べ物を食べるとき、脳ではさまざまな神経伝達物質が分泌される。

報酬系と呼ばれるドーパミン神経系のはたらきで、報酬を得ようとしてもっと食べたくなる。著者はよく、頑張ったあとなどに「自分にご褒美（ほうび）をあげる」として、好きなスイーツなどを食べることがあるが、この報酬がドーパミンである。

ドーパミンはおいしさに関わっているというよりは、報酬を得ようとする行動、つまりもっと食べたくなる行動に関わっている。おいしさに直接関わっているのは、ベンゾジアゼピンとβ(ベータ)エンドルフィンである。

前者は抗不安作用があり、おいしい食べ物をよりおいしく感じさせる作用がある。そのため、不安やストレスから一時的に解放される。後者は脳内麻薬ともいわれるように、おいしい食べ物をもっともっと食べたくなる衝動を起こす。一度、おいしいと感じると、それが病(や)みつきになるのはそのためだ。

さらに霜降りのステーキや、大トロなどの脂肪がたくさんあるものを食べると、口内の触覚は、脂肪を食べたときの軟らかいとろけるような食感を感じているが、このときの脳は、マッサージの快感と同じように感じているそうだ。

脂肪自体はたいしておいしいというわけではないのに報酬系が活動するのは、口の中で軟らかい食感がおいしさの主役になっているからだろう。

また人が食べ物をおいしく食べている様子には、いくつかの共通点がある。たとえば、目を輝かせて笑顔になる、うっとりとして恍惚(こうこつ)とした表情になる、目を閉じたり頷(うなず)いたりするといった具合である。

このように**おいしいと感じるとき、私たちはほのぼのとした満足感、幸福感が後々まで残ると同時に、一緒に食事をする人との絆が強まる**のを感じる。

私たちがおいしいと感じるとき、その食べ物をどんな場面で、誰と一緒に食べて、どんな気持ちになったかという記憶も重要な要素になっている。

人はおいしいと感じる食べ物が人それぞれ違っているが、それは、生まれてからの生活の中で、何を誰と一緒に食べてきて、どんな気持ちを共有してきたかという経験が一緒になっているためである。

「おふくろの味」が大人になっても好きな人が多いというのも、味つけの好みが関東と関西で違うといったことも、そのような経験の記憶が蓄積されているからである。

いずれにしても、**おいしい食べ物をじっくりと味わって食べることは、オキシトシンが分泌される作用もあり、心にとってもとてもよい作用があり、向精神薬ともいえる。**

「共食」か「孤食」か

チンパンジーをはじめとして人間以外の動物はほとんどが、自分の食い扶持(ぶち)を自分自身で賄(まかな)う生活を基本としている。私たちの祖先は、根茎や木の実、肉といった食物を皆で採集・狩猟し、さらに処理や調理も共におこない、霊長類としては例外的な共同での子育て（共同繁殖）というスタイルを身につけた。

その中で、他者の心の理解、同情や共感、模倣、教育、言語コミュニケーションなど、人に固有な能力が培(つちか)われていった。

動物にとって「食べる」という行為は、生きるために不可欠な行為であり、どんな動物でも外部の栄養を体内に摂取してエネルギーを獲得することが、生存にとって必須の行為である。

食についての研究のほとんどは「何を」食べるか、といった栄養学的な研究ばかりであり、「どのように」といった側面についてはあまり研究されていない。

しかし現代は急速に食物がグローバルに流通するようになったものの、古くからの伝統に根ざした食事は各地に根づいており、文化とも密接な関係にある。

特に**食事という行為は、人間関係と深く関わっている。**最近は「孤食」という言葉が問題になることからもわかるように、人類は古来、食事を仲間同士でする風習があったのだろう。人との関係を築く祭りや集会、飲み会などの場面では、ほとんどの場合、食事を介しておこなわれてきた。その点が、人間を他の動物と区別する決定的な違いでもあるだろう。

そのため人類にとって孤食は、必ずしも健全な食事の仕方とはいえず、ワークライフバランスの欠如や貧困といった社会の問題を浮き彫りにしている側面もある。

ここで興味深い実験を一つ紹介しよう。

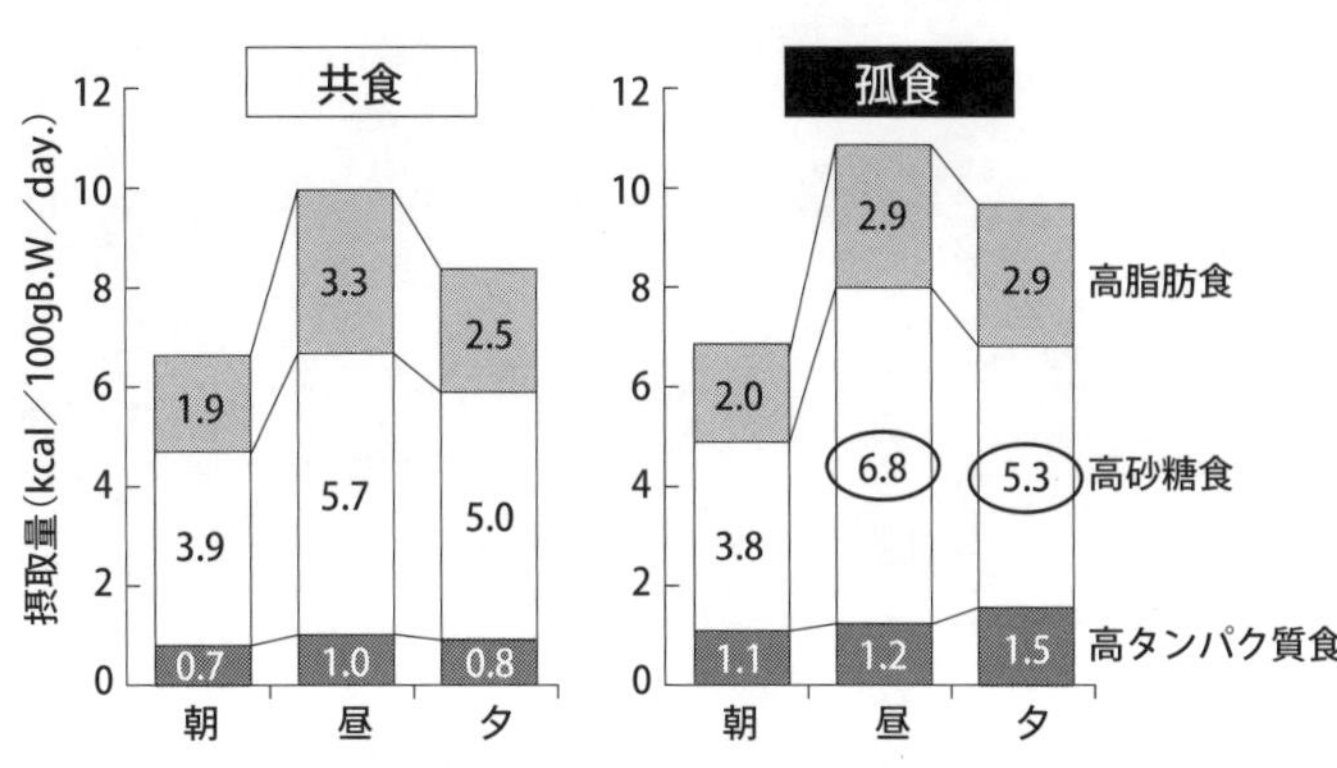

図９　共食と孤食での３大栄養素摂取量の比較
孤食は昼と夕に高砂糖食の割合が高まっている（〇印は著者が加筆）
（江良真衣 他 2020「カフェテリア食における孤食と共食の違い」東北女子大学紀要 58, 21-24.より引用）

栄養学の江良真衣（えらまい）たちは、ラットの実験をおこない、共食ラット（４匹を一緒に飼育）と孤食ラット（１匹で飼育）で食行動の違いを分析してみた。すると共食ラットも孤食ラットも、どちらも本能的に砂糖の多い餌を好んだが、孤食ラットは特に甘味に対する嗜好性（しこうせい）が高まり、砂糖が多く含まれた餌の摂食量が増加したという（図９）。

それは、**孤食によるストレスを緩和（かんわ）するために、甘味を多く摂取**したと考えられている。

さらに、摂取したエネルギー量の内訳を比べてみると、孤食ラットは栄養バランスが悪く、甘い砂糖水ばかりに偏（かたよ）った食事をする傾向が見られた。

この結果をそのまま人間に当てはめる

ことには慎重にならなければいけないが、人間でも似たようなことはあるかと思う。

たとえば、**親しい人と食事をすると分泌されるオキシトシンは、高脂肪食に対する嗜好性を減らす**ことも確かめられている。実験では、オキシトシンを吸入すると、ピザなどの高カロリーな食べ物を見ても、脳の食欲中枢(ちゅうすう)の反応が抑えられていたのだ。

だから孤食の場合は、オキシトシンは分泌されず、手っ取り早く満足感を高める甘味や高脂肪食を食べるようになってしまうのだろう。

食欲のからくり

レストランの入り口に置いてある精巧なつくりの食品サンプルを見て、食欲をそそられることがある。

これは、第三次の味覚野とも呼べる前頭連合野が関係している。食べ物の写真を見る視覚情報が大脳に到達すると、視床下部(ししょうかぶ)外側野にある摂食を調整するオレキシン作動性ニューロンが興奮して覚醒水準が高まり、食欲が促進されるためである。

生理人類学の福地(ふくち)かおりたちによると、起床後にラジオ体操をすると、食べ物の写真を見たときと同じように、食欲が高まることを確かめた。朝起きてまだ食欲が高まっていないときには、このように外部からの刺激を与えて身体を目覚めさせることで朝食の摂取につながることになるだろう。

しかし、運動の種類によっては食欲が抑えられることもある。

大阪教育大学の大内田裕（おおうちだゆたか）たちは、大学生に20分間の有酸素運動をしてもらい、その前後でいろいろな種類の食物の写真を提示して、それらへの食欲の強さを評価してもらった。

実験の結果、運動後には食物に対する食欲が低下していたが、食欲は食物すべてに対して低下したわけではなく、食物に含まれる脂肪量の多寡（たか）が影響していることがわかった。つまり**脂肪量が多い食事に対する食欲だけが低下**したのである。

一般に有酸素運動は主に脂肪を消費する。だから有酸素運動によって、脂肪に対する食欲が低下したのは、それを補うためではない。むしろ運動によって脂肪への魅力が低下したためと考えられる。

その作用機序として、ここでもオキシトシンの作用の可能性もある。つまり、有酸素運動をすると脳内でオキシトシンが増える。オキシトシンには、脂肪を多く含んだ食べ物への食欲を抑制する作用もあるためである。

また座る時間が長い人よりも、運動をしている人のほうが食欲が少ないこともわかっている。

前述のように座る時間が長いと、カロリー消費は少ないが、適正な食欲ではなくなって、かえって食欲旺盛になってしまうようだ。

このように考えると、やはり身体活動というのは、起床時の食欲を高めて、逆に覚醒している昼間の食欲を抑えてくれる、というように太古のリズムに則って、私たちの健康を増進するのに必須の役割を果たしていると考えることができる。

そうした身体活動を続けながら、**自然に身体から湧いてくる食欲に従って食べていれば、自然に健康的なダイエットにつながる**だろう。デスクワークで座りっぱなしの生活で、時間が来たら食べるという現代の多くの人の生活が、いかに身体の摂理(せつり)に反しているかがわかる。

口呼吸の悪影響

呼吸は命の基本である。私たちの身体は、太古の海の記憶を宿している。

ゆったりとした呼吸は心身ともに深いリラックスに導く。そのリズムは、3秒で吸って4秒かけてゆっくりと吐き出すリズムである。1分間にするとおよそ8回であり、それは寄せては返す波のリズムと同じであるといわれる。

空気の出入り口も、太古の動物の息の仕方が受け継がれている。人間以外の動物は、呼吸は鼻でおこなっており、口は食べ物を食べるためだけに使っている。ところが人間は声を出すために、口でも呼吸ができるようになった。このように口でも呼吸できるようになったのだが、これは本来の正しい呼吸ではないため、**常に口で呼吸をしていると、さまざまな悪影響が出てくる**。

小児歯科医の宮川尚之（みやかわたかゆき）たちはアンケート調査をしたところ、口呼吸をしている子どもの割合は16・4％で、口呼吸をしている子どもは、注意力の欠如や多動が多いことがわかった。

では口呼吸を強制するとどうなるだろうか。歯科医師の岩鍋光希子（いわなべみきこ）たちは、通常は鼻呼吸をしている人の鼻の穴を鼻栓で塞（ふさ）ぎ、計算課題などの作業量にどのような影響が出るか検討した。すると、**鼻を塞ぐと作業量が大幅に落ちてしまう**ことがわかった。

さらに口呼吸をしていると、普段の姿勢にまで影響が出てくるという。

口呼吸をするためには、楽な姿勢である頭を前方に傾ける姿勢をとりやすくなる。すると僧帽筋（そうぼうきん）（首の後ろから背中にかけて広がっている大きな筋肉）が収縮することから、猫背になりやすくなる。これは鼻呼吸では起こらない。

さらに口呼吸をしていると、顔の形にまで影響がある。

ブラジルの歯学者ボルザンたちは、子どもの顔の横幅と縦幅を比べて、**縦が短い顔の人**

顔の縦と横の長さの測定方法　　首の前傾角度の測定方法

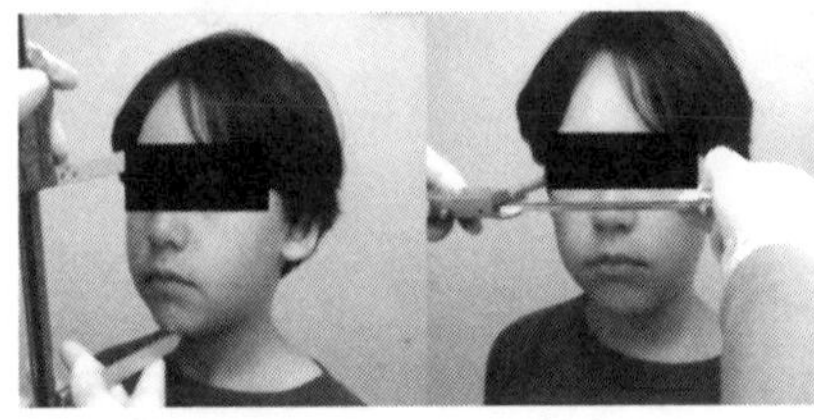

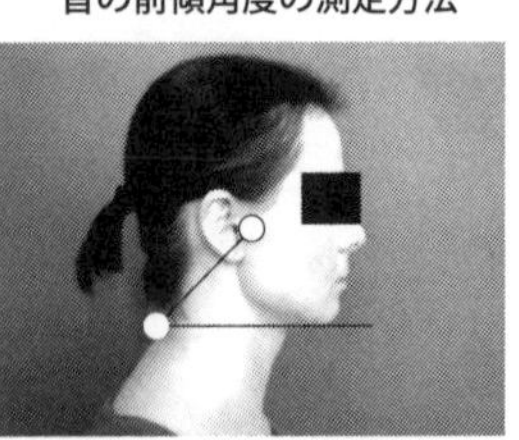

図10　口呼吸と顔タイプの関係

（Bolzan, G. D. P., Souza, J. A., Boton, L. D. M., Silva, A. M. T. D., & Corrêa, E. C. R. (2011). Facial type and head posture of nasal and mouth-breathing children. *Jornal da Sociedade Brasileira de Fonoaudiologia*, 23, 315-320.より引用）

は鼻呼吸が多く、面長な人は口呼吸が多いことを発見した（図10）。

それは、面長な人は成長の過程で下顎が下方向に回転するように成長したためであり、そういう人は頭を前方に傾けることで全身のバランスをとっているという。そして骨格的にも面長な人は鼻の空気抵抗が高くなるため、苦しさのため口で呼吸するようになると考えられている。

さらに興味深いことに、子どもの頃に口呼吸をしていると、成人してからも悪い姿勢を維持してしまうという。

ブラジルのサンタマリア州立大学のミラネシたちのグループによると、子どもの頃に口呼吸をしていたグループと、していなかったグループに分けて、成人後の姿勢を比べてみた。やはり前述のように、口呼吸をしていたグループは頭が前方に傾いており、さらに骨盤の角度まで前傾していることもわかった。すると首―→僧帽筋―→骨盤の順序で全身の姿勢が悪くなってしまうのだ。

だから健康のためには正しく噛むことが大事だ。咬合がずれて正しく噛めないと、肩こりなどの姿勢の問題とも関わってくる。

つまり咬合がずれていると、「噛め」という指令を出す小脳からの信号が正しく伝わらず、脳は混乱を起こしてしまう。その結果、肩など他の部位にも不適切な指令が行ってしまい、肩こりや腰痛の原因になるからだ。

鼻呼吸にする方法

このように口呼吸にはメリットはなく、デメリットばかりがあるといえる。では口呼吸をしている人が、普段から鼻呼吸ができるようにするためにはどうしたらいいだろうか。

福岡市の医師、今井一彰が開発した**「あいうべ体操」**は、その効果が期待できる。「あー」「いー」「うー」「べー」と順番に発音するだけの簡単なものだが、これにより、舌や頬、口の周り、さらには舌筋も鍛えられる。舌先の位置が上がり、口が自然に閉じるようになり、鼻呼吸へと誘導することを目的としている。

口呼吸は空気中の雑菌やウイルスなどが直接体内に入ってくるため、上咽頭炎や扁桃炎

を起こしやすく、免疫も乱れやすくなる。ところが鼻呼吸にすると、空気中の雑菌などは鼻で濾過され、適度な温度や湿度を与えられた空気が体内に入ってくることになり、身体のホメオスタシス（恒常性）を保つためには理想的な状態となる。

実際に「あいうべ体操」を続けたところ、アトピー性皮膚炎の緩和やインフルエンザの予防効果だけでなく、うつ病、便秘の解消などの治療効果が認められており、口を整えることは、全身の健康を維持・増進するためには重要な介入手段だといえる。

口は決して空気の入り口なのではなく、あくまで食べ物の入り口である。鼻で呼吸をするように進化した人体の構造からは、口で呼吸することにはデメリットしかないようである。

立つ身体の深層

赤ちゃんの「歩行反射」

人間は他者から教わらなくても、どうして一人で立つことができるのか。立っている大人を見て、覚えていくのだろうか。そうではない。生まれつき目の見えない子どもでも、きちんと立つことができる。

人間は生まれながらにして、成長とともに立つことができるような遺伝子を受け継いでいるようだ。生まれたばかりの新生児には「原始反射（neonatal reflex）」という反射がある。これは成長とともに消失するが、系統発生的に人間の先祖を彷彿（ほうふつ）とさせる反射でもある。その一つに、「歩行反射（stepping reflex）」がある。生まれたてのまだ歩くことができない赤ん坊を両手で持ち上げ、両足の裏を床に触れるようにすると、足を交互に前に出して歩く格好をするのである。

無理をしてでも不安定であっても「立ちたい」という人間の本能は、非常に強いもので

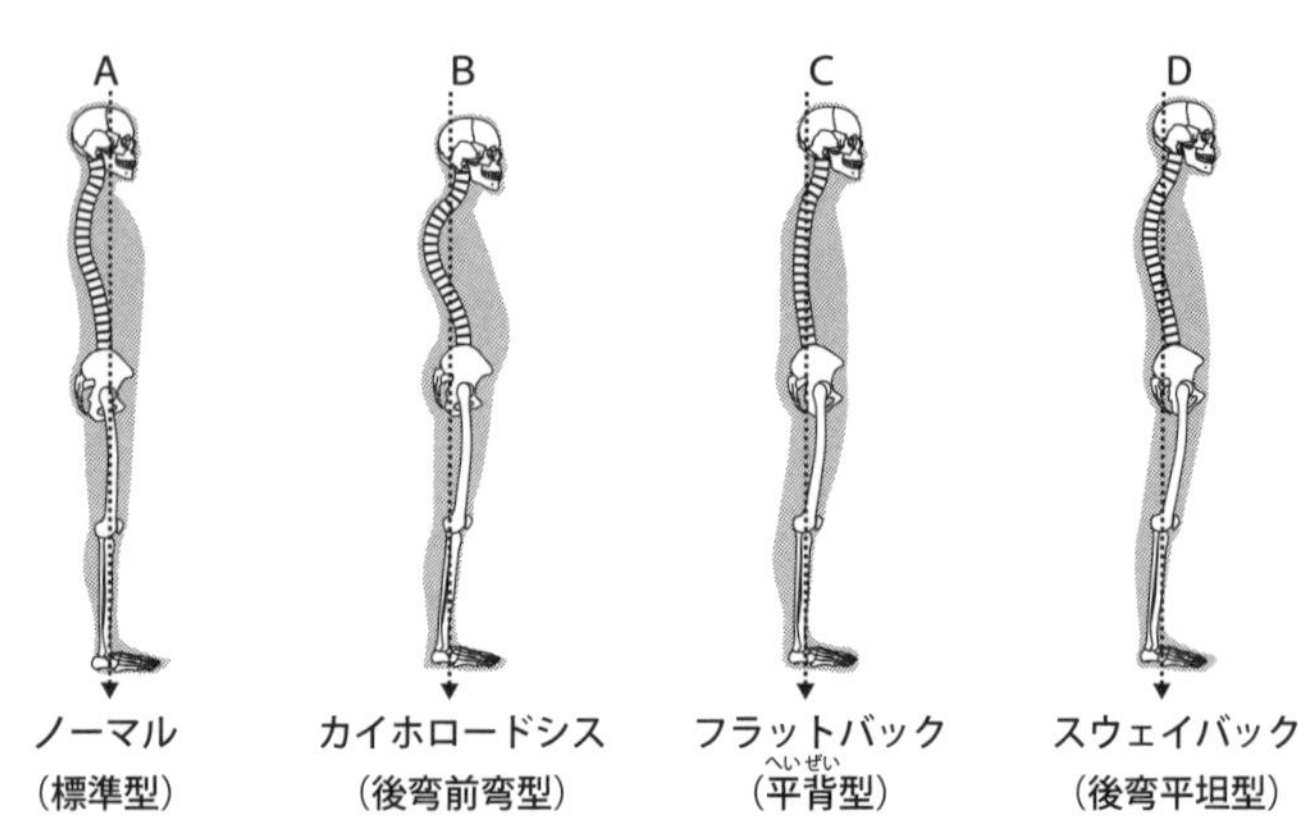

図11　立位姿勢の分類

（冨岡徹 2020「不良姿勢をもたらす現代日本人の習慣」名城大学紀要, 3, 181-190.より引用）

あることがわかるだろう。それは狩猟採集時代に培われた行動でもある「移動」のためであり、**移動できないことは死に直結する**問題だからでもあろう。

しかし、人類が2本足で立つようになった歴史は非常に短く、**進化の過程で「立つ」ことを優先させた結果、身体の他の部位にさまざまな無理が生じやすい構造になっている**のも事実である（図11）。

たとえば右端のスウェイバックは、骨盤が後傾（骨盤の上部が後ろに傾く）して、頸椎が伸びて（顎が上がるような動き）、頭部が前方に傾いた姿勢であり、近年非常によく目にする典型的な姿勢でもある。

この姿勢の特徴は、筋肉に力が入っておらず、靭帯などの構造によって姿勢を保っている。そして、頭痛や肩こり、腰痛などが頻発しやすい姿勢でもある。

このような姿勢は、日本人が昔から身体を曲げるのを好むことから生じやすいという。たとえば数を数えるときに、日本人は指を曲げていくが、西洋人は指を伸ばして数える。日本語で「腕立て伏せ」といえば曲げるトレーニングであるが、英語では"push up"（押しあげる）というように伸ばすトレーニングであるとされる。

さらに人と会ったときには無意識のうちに上体を曲げてお辞儀をしていたり、混んだ電車内では男女とも脚を小さく曲げて座っている。こうした日本文化の特徴が、幼少期から身体に染みついており、**身体を曲げることが身についた結果、スウェイバックの姿勢になりやすい**という。

姿勢と心理の深いつながり

「姿勢」という言葉は、身体の姿勢そのものと、「身体の構え、事にあたる態度」という心理的な意味でも使われる。「前向きの姿勢」とか「受け身の姿勢」といった表現は、人の心理状態や態度をあらわしている。

また、実際の身体の姿勢とその人の心理状態は、深いつながりがある。落ちこんで元気のない人は、身体もうなだれてうつ向いた姿勢になっている。

著者の研究室でも大学生を対象に、姿勢とその人の性格との関係について調査をおこなった。その結果、**猫背の度合いが高い人ほど、抑うつ度が高く、自己肯定感や協調性が低い**ことがわかった。

また、理学療法士の藤田裕子(ふじたゆうこ)によると、特に**首が前に傾いている姿勢をとっている人は、抑うつ傾向が強い**という。猫背という背筋の問題もさることながら、首が前に傾いている、いわゆるストレートネックも問題なのだ。

ストレートネックは、スマホなどを長時間下向きの姿勢で見ていたり、パソコンなどの作業をしていて、首が前に出てきてしまうことが原因である。しかし、自分で身体の真上に乗っているように変えてみると、抑うつ傾向も和(やわ)らぐのだ。

このように姿勢は自分で変えることができるが、自分の身長は変えられない。しかし自分の身長の評価は変えられる。

アメリカの心理学者オレニナたちは、俳優のマイケル・チェーホフの演劇で用いられる演技訓練を用いて、参加者に2種類のポーズをさせた。一つは拡張ポーズ（姿勢をまっすぐに伸ばして、自分が大きくなったイメージで腕を上、前、横に大きく伸ばして動かす）、もう一つは収縮ポーズ（外からの力で圧力をかけられて自分が小さくなったような姿勢をとる）であり、それぞれをおこなったあとに自分自身の身長の評価をしてもらった。

身長の評価は実際の数字で答えるのではなく、６メートル離れた壁に、ポインターで頭の先の位置を示してもらう方法で、「心理的に感じられる身長」を測定した。すると、拡張ポーズをとった人は、覚醒度や快適度が上がり、身長の高さの評価や自尊感情も高まることがわかった。

そのため**ストレッチなどで身体を伸ばすポーズは、身体が伸びて気持ちいいだけでなく、身体が大きくなったようなイメージもつくられて、自尊感情も高まる**可能性も考えられる。

姿勢には治癒効果もある

さらに姿勢を変えると、認知機能にも影響があることがわかってきた。

カナダの健康科学者ウィルソンとペパーによると、背筋がピンと伸びた姿勢をとると、ポジティブな考えができるようになったり、文章の理解度が高まる効果があるという。その理由は、筋肉の緊張のパターンが脳にフィードバックされることで、そのような身体のパターンと一致した心がつくられる、とするジェームズ＝ランゲ説を支持する結果だといえる。

身体を大きく見せる姿勢

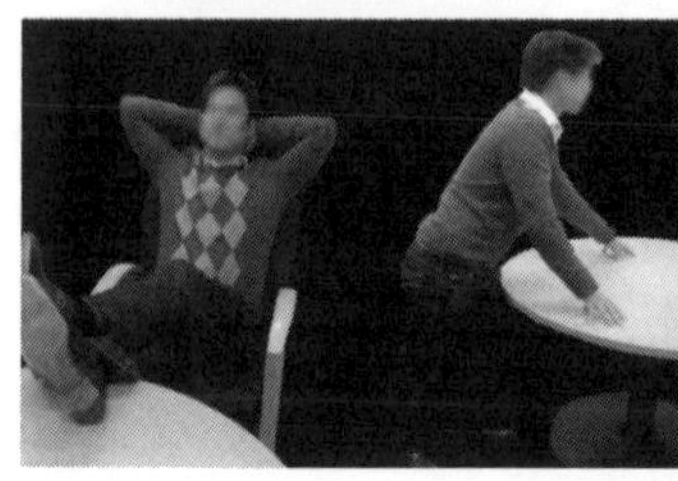

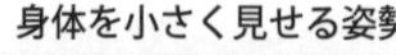

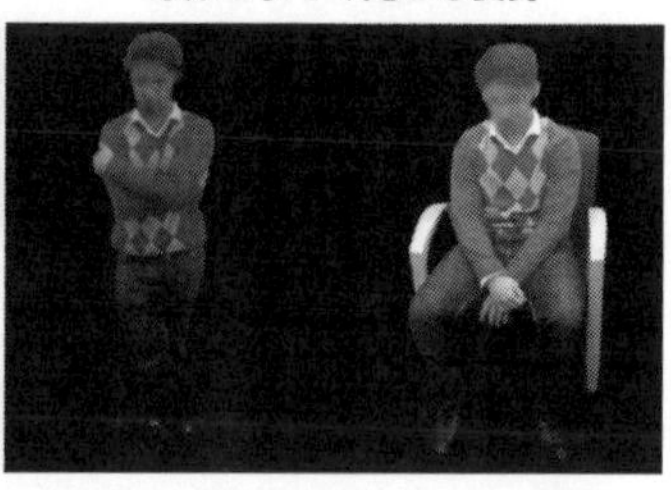

図12　姿勢を変えると認知機能にも影響

（Carney, D. R., Cuddy, A. J., & Yap, A. J. (2010). Power posing: Brief nonverbal displays affect neuroendocrine levels and risk tolerance. Psychological science, 21, 1363-1368.より引用）

また動物でも、たとえば猫のように敵に襲われたり仲間同士で争うときには、背中を持ちあげ毛を逆立てて、できるだけ自分を大きく見せる姿勢をとる。

心理学の実験の結果では、人間でも同じ傾向があり、身体を大きく見せる（図12　左）姿勢をとると、小さく見せる（図12　右）姿勢をとるよりも、積極性や攻撃性などに関与しているホルモン（テストステロン）が増えることもわかっている。

ただし、このように考えてくると、いつもよい（まっすぐな）姿勢をとることが好ましいという結論になりそうだが、著者は必ずしもそう考えているわけではない。

姿勢というのは、その人が環境に適応するためにとっている行動だと理解する必要がある。身体がまっすぐで胸を張った威勢のよい姿勢というのが一般的には推奨される。その姿勢をとっていて何も問題なく、快適に過ごせる人にとっては、それはいいだろう。しかし、中には本当は自信がなく、自己肯定感が低い人が、それを他の人に悟られないように、わざと虚勢を張っているということもある。

いつも笑顔でいる人も同じだと思う。本当の自分を隠すために、いつも笑顔の仮面で本当の自分を隠している人もいるだろう。姿勢については、そのように虚勢を張っている人は、まずは本当の自分を見つめて、肩の荷を下ろしてみましょう、と言ってあげたい。

フロイトが創始した精神分析の流れを汲むヴィルヘルム・ライヒは、人が悲しみや心の傷を負ったとき、それは単に心の反応に留まらず、心の傷を軽いものに食い止めるために、身体にもその防衛反応があらわれることを喝破した。

たとえば人は、**悲しみや不安など心が傷つく出来事を経験すると、「息をつめる」反応をとる。これは口、喉、肩、胸、腹といった、呼吸に関わる筋肉を緊張させることで、呼吸を一時的に止めて、その出来事が心の深くに入りこむのを防ごうとしている反応**である。こうした現象を、ライヒは「心の鎧」と表現した。

実際にこうした反応をすることで、心の傷つきを防ぐことができるのではあるが、結果として身体の柔軟性がなくなっていき、そのパターンが身体に固定化され、普段から浅い呼吸をするようになっていく。

自分の姿勢を確認してみよう。それは鏡で見て外側から理解するのではなく、**自分の姿勢を内側から感じてみる**ことが大切だ。前述のように姿勢は自分自身の心が反映されている。姿勢が悪いというのは、世間の厳しい圧力から逃れようと身を低くしているのかもしれない。あるいは、元気がなくなって疲労が重なっているのかもしれない。

同じように悪い姿勢だとしても、その原因は人それぞれだ。心のあらわれとして姿勢を理解することで、自分自身の心が理解できるようになる。そしてそのような自分の姿勢（身体）を労（いたわ）るように、身体に感謝の気持ちを向けてみよう。逆に胸を張ってよい姿勢の場合も、「肩肘（かたひじ）張った」虚勢を張っているだけかもしれない。

そのように考えると、姿勢というのは、まずは自分を理解するために感じてみて、そして感謝の気持ちを持ち、最終的にはどこにも力が入っていないでまっすぐな姿勢がよいということになる。

この自然体の姿勢であれば、呼吸も浅くならずに、虚勢を張ることもなく、ありのままの自分でいられる。

肩こり「姿勢説」「意識説」

日本人には肩こりの人が多い。しかし外国には「肩こり」に相当する言葉がないという。「肩こり」に近い表現として、「stiff shoulders」があるが、これは「肩が硬い」という程度の意味である。疲労の訴えは、むしろ「neck pain」（首の痛み）や「stiff neck」（首のこり）のほうが多いらしい。フランスでは「mal au dos」（背中の病気）というそうだ。むしろ「背中のこり」という意味になる。

フランスで「肩が痛い」というと、肩の骨折でもしたのかと思われるらしい。このように外国では、肩よりもむしろ首筋や背中で疲労感を感じるようだ。外国人には、肩こりというものはないのだろうか？　これには２つの考え方がある。「姿勢説」と「意識説」である。

「姿勢説」によると、日本人は家の中で椅子ではなく畳や床の上に直接座ることが多い。あぐらや「ぺたんこ座り」である。この座り方で座ると、顎を突き出して背中を曲げた姿勢になり、自然に首や肩に力が入りやすい。

この悪い姿勢が肩こりの原因ではないかと考えられている。しかし、単にあぐらの座り方が悪いのではない。あぐらで座っても背筋をぴんと伸ばして座れば、姿勢は悪くならない。座禅で脚を組んで長時間座ったとしても、決して肩がこるわけではない。

実際にあぐらの座り方で座ったときに背中をぴんと伸ばして座れば、筋電図で肩の筋肉の緊張度を測ってみても、首筋や肩の筋肉は適度に緩んでいる。逆に背中を丸めた、い

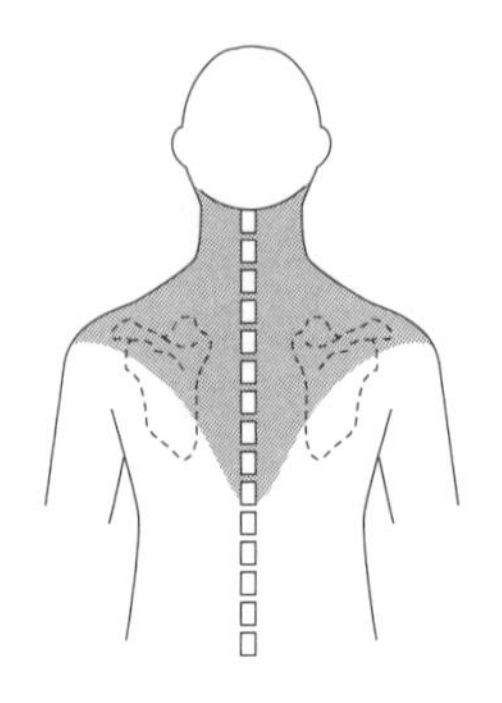

図13　肩こりを起こす部位

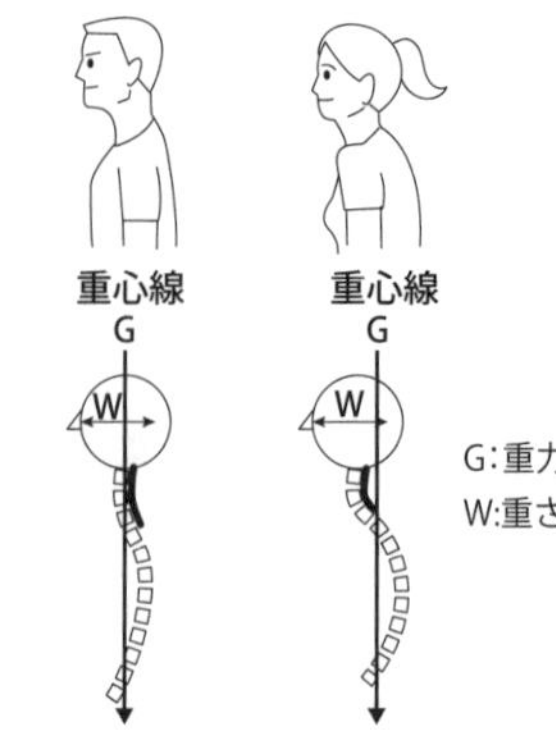

図14　姿勢と首筋にかかる力の関係

（荒井孝和　1996『腰痛・肩こりの科学』講談社より引用）

わゆる「楽な姿勢」で座っているときのほうが、これらの筋肉は緊張しているのだ。

肩こりは図13に示すような部位に起こりやすい。肩をすぼめる動作をしたときに、後頭部から肩にかけて浮き出る筋肉は、修道僧がかぶるフードの形に似ていることから「僧帽筋」と呼ばれている。

この僧帽筋は、肩こりが起こる場所とほぼ一致している。僧帽筋は、立っているときや座って仕事をしているときに、重い頭を一定の角度に保つ首筋の主役としてはたらいている。さらに腕の重さを支えたり、床に置いた物を持ち上げるときに主にはたらく。その結果、知らないうちにいろいろな場面で僧帽筋を酷使していることになり、肩こりの原因となる。

頭が前方に出ている姿勢の悪さも肩こりを引き起こす原因になっている。人間の背骨はS字状のカーブを描いているが、首の部分（頸椎）は前に凸形の湾曲をしている。ここで頭を前に出し首もすこし前に倒す姿勢をとってみると、頸椎のカーブは強くなってしまう。

頭の位置が本来の重心線からずれたために、頭を支え、首を後ろに引き戻してバランスをとろうとはたらく僧帽筋などの筋肉が、通常の2〜3倍もの力を出さなければならなくなる（図14）。

このように、**頭が重心線よりも前に出た姿勢では、まっすぐな姿勢に比べて、首や肩を支える筋肉は、より強い力を出さなければならず、その結果、筋肉が疲労して肩こりになりやすくなる。**たしかに、肩こりがひどい人の姿勢を見ると、多くの人は背中が丸く猫背ぎみで、頭の位置は重心線よりかなり前にきている。

頭を前に出した猫背の姿勢を長く続けていると、その姿勢でいることに筋肉が習慣的に緊張してしまい、「慢性的な肩こり」や肩の痛み、背中の痛みなども生じてくる。また猫背になるために、肩甲骨（けんこうこつ）が外側にずれて、肩で腕を持ちあげる運動がスムーズにできなくなることもある。

一方、もう一つの原因である「意識説」のほうは、肩こりを意識することによってそれが顕在化される、という考えである。意識しなければ、気づかないのである。

その証拠として、日本における肩こりを訴える人は、欧米に比べ非常に多いが、**肩こりの自覚度と筋硬度の関係性はほとんどない**という。つまり、必ずしも実際に筋肉が硬くなって痛みが生じているわけではないのだ。最近では、筋肉を包んでいる筋膜が硬くなった結果、肩の動きが悪くなってしまい、血行不良となって痛みを生じさせている可能性も指摘されているが、肩の筋肉そのものが硬くなったわけではないのだ。

日本人は「肩こり」のことを、誰にでもあるかのように話題にするので、外国人でも日本で生活するうちに肩こりを意識するようになり、肩がこりはじめるそうである。「肩こり」という言葉自体が、肩こりをつくり出しているのかもしれない。

世界の7割の人が腰痛持ち⁉

腰痛とは、そもそも2本足で立つようになった人間の宿命的な症状でもある。2本足で立つことによって、上体の体重はほとんどすべて、腰骨と骨盤のつなぎめにかかってくることになったからである。

姿勢の悪さによる腰痛や背部痛は、世界人口の7割にものぼるといわれ、経済的にも解決すべき非常に重要なテーマである。

腰痛の原因はさまざまである。背中や腰を支える筋肉の疲労による筋肉痛、予想以上に強い力が腰の筋肉にはたらいて起こるいわゆる「肉離れ」、腰の骨の関節部分のストレスや摩耗（まもう）による痛み、椎間板（ついかんばん）の中身である髄核（ずいかく）が出てきて、その近くを走る神経を圧迫して痛みを起こす椎間板ヘルニアなどである。

しかし、腰痛を起こさないためにもっとも大事なことは、歪（ゆが）みのない楽な姿勢を心がけることである。

心理学の中で、腰痛の研究は見当たらないので、心が原因で腰痛になることは考えにくいかもしれない。ただ、著者は若い頃に一度「ぎっくり腰」をやったことがあって、それ以来、腰痛を起こさないような工夫をしている。

腰痛を起こさないためにはどうしたらよいのか、腰痛が起こったらどうしたらよいのか、著者の体験談を参考にしてみていただきたい。

「ぎっくり腰」は「魔女の一撃」ともいわれるように、重い物を持ったり悪い姿勢で床にある物を取ろうとしたときに突然「ギクッ」とくる。著者はそれほど重くもない実験室の机を運ぼうとしたときに、突然ギクッとした衝撃が走った。

そのときは大した痛みもなかったのだが、翌日の朝、突然布団から起きあがれない自分に気づいたのだ。トイレにも四つんばいで這っていく始末だ。なんとかタクシーを呼んで病院で診察を受けたところ、「腰椎椎間板ヘルニア」ということだった。

腰椎という硬い骨と骨の間にある椎間板という軟らかい線維が、腰椎の間にはさまれてつぶれ、脊椎に通っている神経を圧迫しているのだ。1週間ほど自宅で安静にしていたら痛みも引いてきたので、いろいろと本を読みあさり、手術は受けずに自力で治すことにした。治すといっても完全に治るわけではなく、痛みを極力起こさないようにするわけである。

まず立つ姿勢に注意する。立っているときは頭が背骨の真上にくるように気をつける。すると頸椎の負担が減り、そして腰にかかる負担もてきめんに軽くなるのがわかる。

次に腰については、前述のように、自然体になるように心がける。

物を拾うときや顔を洗うときには、腰を曲げるのではなく、代わりに膝を曲げるようにする。腰というのは、クレーンの要のような部分なので、腰を曲げて下を向くと、上体の重さが一点に集中してしまうため、腰への負担が非常に大きいのである。

そしてなにより大切なのは、**ある動作をするときに、自分の身体に語りかける**ことである。重い物を持ちあげるときは、「さあ、これからすごく重い物を持ちあげるぞ」と全身に言い聞かせる。話しかけて納得させることが大事だ。頭からつま先まで、全身に納得させた上で、腰を落として膝を曲げ、荷物は身体に密着させてゆっくりと持ちあげる。

ぎっくり腰というのは、普段ゆったりとしている身体に、何の前ぶれもなく不意な動作をしたために、心と身体の間にズレが生じてしまうことが原因で起こるのではないだろうか、と自身の体験から感じている。気持ちだけはその気になっていても、いつもの「身構え」ができていないアンバランスな状態といえる。

これらは、自分が腰痛やぎっくり腰のキャリアだということを意識して、それを発症させないための工夫であって、治療ではない。しかし、いくら完璧に治療できたとしても、普段からこのような身体とのつきあい方をしていないと、また何度でもぎっくり腰をやってしまうのではないだろうか。

肩こりや腰痛といった問題は、痛む場所に原因があるとは限らない。前述のように咬合の異常や、骨盤の傾斜、ストレスなどの複雑な原因があり、身体の末端からのアプローチが功を奏すこともあるのである。

歩く身体の深層

そもそも歩くとは

令和2年の「スポーツの実施状況等に関する世論調査」（スポーツ庁）によると、成人の週1日以上のスポーツをしている人の割合は59・9％であり、その6割以上はウォーキングである。ウォーキングはもっとも人気のある運動である。

筑波大学教授で健康政策の久野譜也（くのしんや）によると、1歩歩くことで、医療費の低減効果は0・061円と試算されており、生活の中で歩く時間を長くすることは、健康のためにとても重要である。

このようにウォーキングの健康効果は昔から注目され、糖尿病や心疾患、高血圧などさまざまな疾患の発症リスクの低下といった抑制効果が報告されている。

だがここでは、身体運動としてのウォーキングではなく、心身を含めた「歩く」ことの効用の視点で見ていこう。

「歩く」の語源をたどってみよう。「歩く」という日本語は、もともとは、「あし（足）・くり（繰り）・ゆく（行く）」という3つの言葉だった。この「あしくりゆく」の中の「あ」と「り」と「く」が残り、やがて「あるく」になった。このように「歩く」という言葉は足を左右に交互にくり返し動かして前進すること、をあらわしている。

次に漢字の成り立ちについてであるが、「歩」の字を分解してみよう。「止」は左の足の裏の形で、「少」は右の足の裏の形をあらわしている。つまり、左足を前に、右足を後ろに立っている姿をあらわした象形文字である。なぜ左足が前で右足が後ろなのだろうか。

一般に人の身体には左右差があり、利き手が右である人は利き足も右である。**人は歩くとき、右足は大地を蹴って推進力を与える役割を担っている。一方、左足は補助的な役割で、歩く方向を決める役割を担い、立っているときには軸足にもなる。**

だからエスカレーターの階段に立っているときは、右足を1歩上の段にのせたり、右足の力を抜いて立っている人が多い。しかしエスカレーターから下りるときのように、1歩前に踏み出すときは、いったん右足に重心をのせ換えて左足から踏み出す人が多い。

昔の日本人は「ナンバ歩き」

次は歩き方である。著者は数年前に、インドネシアのバリ島に行ったとき、現地の女性の歩く姿が美しいことに驚かされたことがある。

彼女たちは、ちょっとした荷物を籠(かご)に入れて、頭の上にのせて歩く習慣がある。著者が驚いたのは、寺院に供える果物を積み重ねたかなり重い荷物までも頭にのせて歩いていたことである。

もっとも、籠が落ちないように片手は籠に添えられている。しかしそのように気をつけているためであろうか、姿勢がピンとまっすぐなのだ。また、歩いても上下の揺れが小さい。実際に頭に物をのせて歩いてみるとわかるだろう。足の裏から身体の中心を通る軸が地面に垂直になるように、姿勢を保たなければならない。しかも上下の揺れを最小限に抑えて、摺り足のように歩こうとする。

バリの女性たちはふつうの速さで荷物を落とさずに歩いていたが、おそらく重心を下に落として、腰の位置を地面に近づけることで、膝をクッションにして上下動のショックを吸収していたのではないだろうか。

その日はちょうど祭日で（バリでは1年中祭日らしいが）、祭りの道具などを籠に入れて10

人ほどの女性が歩いているのに遭遇したが、非常に優雅であった。

ヨーロッパではどうだろうか。中世から上流階級の間では、子どもの躾の際に気をつけるべき注意点として、子どもに背筋をまっすぐ伸ばして立たせ、まっすぐ歩かせることに最大の注意が払われたそうである。

現代のヨーロッパの作法書を見ても、「歩くときはうつむいて歩くな」、かといって「上を向くな」「腰を振るな」「肩を揺するな」などなど、実にこまごまと注意がなされている。歩き方がはっきりと文化規範として意識化され、美的にも倫理的にも、社会的な関心の対象になっていたことがわかる。

このような歩き方について、文化人類学者の野村雅一は、「膝がまっすぐに伸びて、踵から地面を踏み、歩幅は大きく、腕を大きく振ってその反動をうまく利用している」と表現している。

また、演出家の竹内敏晴は、「ヨーロッパやアフリカ、インドの人びとの場合、足といえば腰から下全部が一つに連なって動く。つまり足とは腰から下全部で、その上にちょこんと胴が乗っている」と独特の表現で言いあらわしている。

私たち日本人はどうだろうか。日本人はふつうに歩くときに、腕をあまり振らないことが大きな特徴である。だから、腕を振ってその反動を利用することはしない。そこで、足

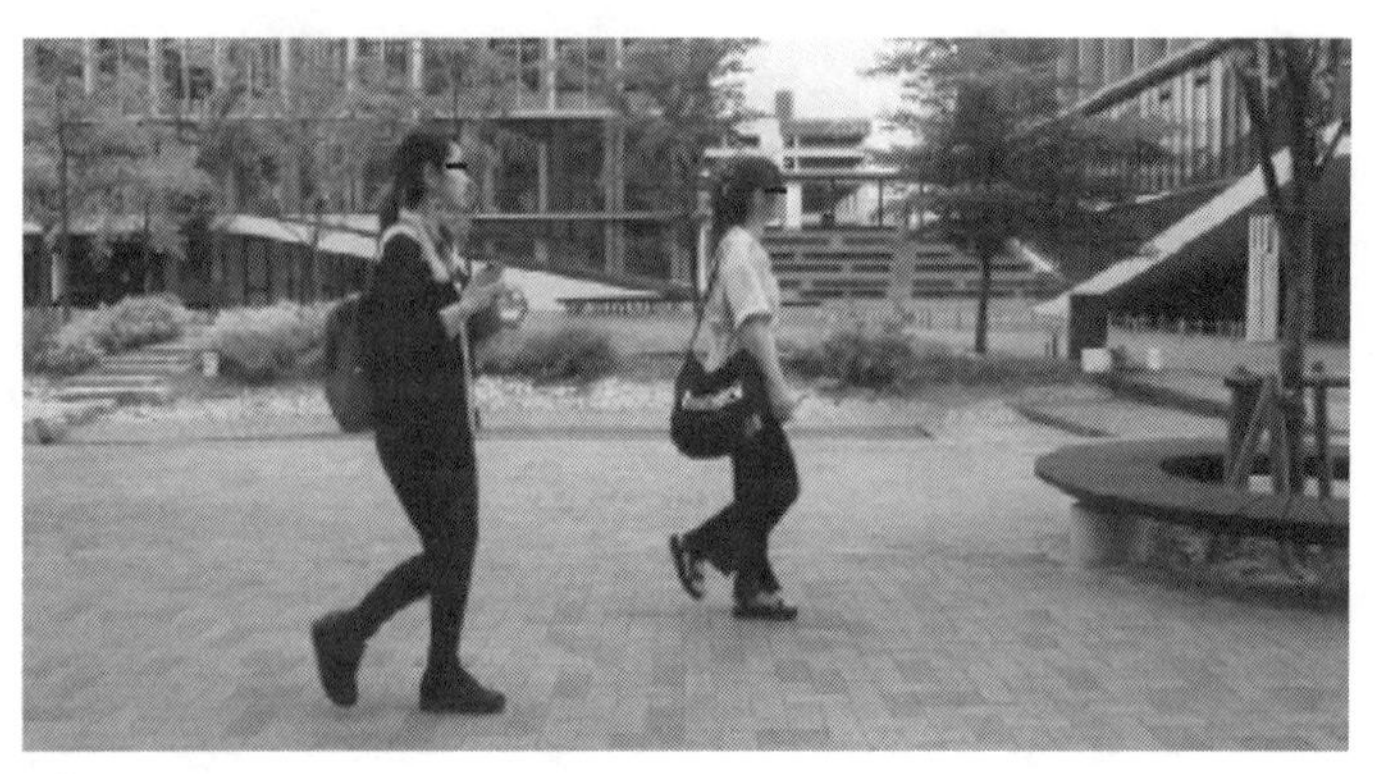

図15　日本人女性に多い膝の曲がった歩き方
（冨岡徹 2020「不良姿勢をもたらす現代日本人の習慣」名城大学紀要, 3, 181-190.より引用）

の力だけで歩くことになる。

膝をまっすぐに伸ばすことはせず、足先で踏ん張って歩く。そして腰は動かさず、股関節から下だけを交互に前に出して歩く（図15）。

踵はほとんど使わず、もっぱら足指で踏ん張ってつま先で地面を蹴って歩く。そのため後ろから見ると、歩くたびに履いている靴の裏が見えるほどである。

さて私たち日本人は、現代でこそ右足を出すときに左腕が前に出て、左足を出すときは右腕が前に出る歩き方をするが、昔の日本人はそうではなかった。いわゆる**「ナンバ」といわれる歩き方で、右足と右腕をそろえて前に出す歩き方をしていた**（図16）。

現代ウォーキング

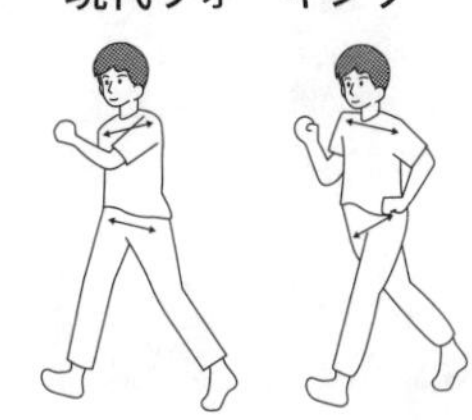

- 上半身と下半身の捻りを利用する
- 筋肉を意識して歩く
- 舗装された道路で歩くのに適した動き
- 前に出た足を意識して膝をのばし、かかとから着地し、地面を後ろへ蹴って歩く
- 元気よく見せようと歩く

ナンバ歩き

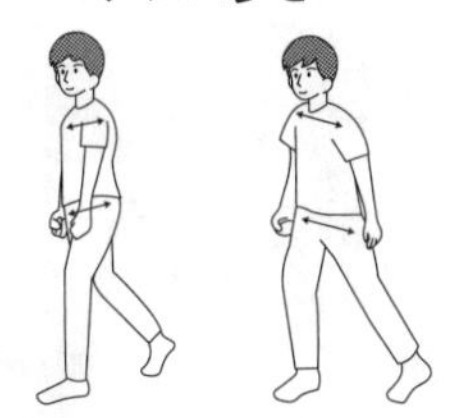

- 上半身と下半身の運動を利用する
- 骨を意識して歩く
- どんな悪路でも対応できるよう動きを工夫して歩く
- 「後ろ脚を前に置くだけ」という意識で歩く
- 頑張らない

図16　現代ウォーキングとナンバ歩き

（矢野龍彦『すごい！ナンバ歩き！』河出書房新社より引用一部改変）

伝統芸能研究家の武智鉄二によれば、これは農民が畑で鍬を持った姿勢に由来するという。この姿勢で右半身、左半身と交互に出して歩くと、歌舞伎の「六方」のようなナンバ歩きになる。

日本の中世や近世の絵を見ても、ナンバ歩きで歩いたり走ったりしている図が多い。この奇妙な歩き方は何も昔の日本人だけではないようだ。文化人類学者の野村は、世界の歴史を見ると、このナンバ式の歩き方の方が世界中に広く分布していたことを指摘している。

古代ギリシャの壺絵にもナンバ式に走っている人が見られ、トルコ行進曲のもとになっているトルコの近衛兵団「イエニチェリ」の行進もナンバ式らしい。

さらにチベットの田舎に住んでいる人はいまもナンバ式に歩いているという。

このようなヨーロッパ人と日本人の歩き方の違いは、本質的には狩猟民族と水田耕作民族の違いに由来するという。狩猟民族は生活の基本は獲物を追って走ることであり、歩くことは「ゆっくり走る」ことにほかならない。

それに対して水田耕作民族は、泥沼を重いものを支えて腰を水平に保ち、足を引き抜きながら歩くことが基本である。そのため日本人は、長い時間をかけて、普段からこのような歩き方をするようになっていったと考えられている。

▼ワーク――ウォーキング・メディテーション

ここで歩くことに意識を向ける瞑想（めいそう）であるウォーキング・メディテーションを紹介したい。

①まっすぐに立って背筋を伸ばし、手を前か後ろで組み、目線は数メートル先の地面にぼんやりと向ける。

②少し膝を曲げて、左足に重心を移動し、右足の踵だけをゆっくりと上げる。踵が床

愛読者カード

ご購読ありがとうございました。今後の参考とさせていただきますので、ご協力を
お願いいたします。また、新刊案内等をお送りさせていただくことがあります。

【1】本のタイトルをお書きください。

【2】この本を何でお知りになりましたか。

1.書店で実物を見て　2.新聞広告(　　　新聞
3.書評で(　　　)　4.図書館・図書室で　5.人にすすめられて
6.インターネット　7.その他(

【3】お買い求めになった理由をお聞かせください。

1.タイトルにひかれて　2.テーマやジャンルに興味があるので
3.著者が好きだから　4.カバーデザインがよかったから
5.その他(

【4】お買い求めの店名を教えてください。

【5】本書についてのご意見、ご感想をお聞かせください。

●ご記入のご感想を、広告等、本のPRに使わせていただいてもよろしいですか。
□に✓をご記入ください。　□ 実名で可　□ 匿名で可　□ 不可

郵便はがき

切手をお貼りください。

102-0071

東京都千代田区富士見一―二―十一
KAWADAフラッツ一階

さくら舎 行

<table>
<tr><td rowspan="2">住　所</td><td colspan="3">〒　　　　都道府県</td></tr>
<tr><td colspan="3"></td></tr>
<tr><td>フリガナ</td><td></td><td rowspan="2">年齢</td><td rowspan="2">歳</td></tr>
<tr><td rowspan="2">氏　名</td><td rowspan="2"></td></tr>
<tr><td>性別</td><td>男　　女</td></tr>
<tr><td>TEL</td><td colspan="3">(　　　　　)</td></tr>
<tr><td>E-Mail</td><td colspan="3"></td></tr>
</table>

さくら舎ウェブサイト　www.sakurasha.com

との接触から離れるのを感じる。

③さらに左足に体重を乗せ、右足のつま先も床から離す。右足のつま先が床との接触から離れるのを感じる。

④ゆっくりとその足を前へ移動させる。半歩ほど先でゆっくりと着地させる。

⑤足の裏が再び床と接触する感覚を感じるようにする。

⑥片足の１歩を「踵が上がる」「つま先が上がる」「移動する」「着地する」の４つのプロセスを黙想しながら、足の感覚に注意を向けて歩く。

大切なのは、片方の足が完全に床に着いたことを感じたら、その瞬間に反対の足の踵が上がりはじめていることに気づくことである。**ウォーキング・メディテーションのポイントの一つは、この片足からもう片足への「注意の切り替え」**にある。注意を切り替える訓練こそが瞑想の目的である。

座る身体の深層

日本人の座り方

私たち日本人は、身繕いを整えて静かに畳に座ると、自然に心が落ち着いて、穏(おだ)やかな気分になるだろう。こうした感覚は、床に正座で座り、背筋をまっすぐにする姿勢が、心を安定させるからだろう。

かつて日本の住居というのは、神と同居する神聖な空間だと信じられてきた。そこで家に上がるときには、履物(はきもの)をぬいで、穢(けが)れを落としてから入ったのである。その一方で、心の乱れや意識を静める坐法である「静坐(せいざ)」が仏教とともに日本に伝えられた。

こうして神聖な空間と静かに座る坐法が融合し、わが国独特の起居様式や空間文化が育(はぐく)まれていったのである。

一方ヨーロッパではルネサンス、中国では北宋(ほくそう)のはじめの頃に、椅子に座ることが日常化してきた。日本にも戦後、椅子文化が入ってはくるが、それが正座やあぐらの座り方を排除することはなく、現在でも渾然(こんぜん)として続いている。

どこの家庭にも和室と洋室があり、和室では正座やあぐらで座り、洋室では椅子やソファに座るのが一般的だろう。

もともと椅子は身分の上下を示すために使われていた。エジプトの壁画を見ても、椅子に座っているのは王や王妃であり、書記はあぐらをかいて事務をとり、女性たちも床に座っていた。快適さのために椅子に座るようになったのはルネサンス以降のことだが、それ以降も椅子の神聖さは残った。

日本では、天皇や殿様の居場所は、一段上の奥まったスペースが設けられる場合もあることはあったが、昔から身分の貴賤(きせん)にかかわらず、畳という同一平面に皆が座っていた。しかしそれではあまりに平等すぎるということから、平面上で上座(かみざ)や下座(しもざ)といった座の序列化が厳しく決められるようになっていった。

床に座るとき、椅子に座るとき

床に座るか椅子に座るかによって、必要な「対人空間」が異なる。「対人空間」とは、一人一人が持つ「なわばり」としての空間領域のことである。宴会などで畳の上では、身体が触れあうほど大勢の人が詰めて座っても、それほど窮屈には感じないし、圧迫感も受けない。

しかし、同じ人数がテーブルの周りに肘と肘がぶつかるほど詰めて椅子に座ったとしたら、とても窮屈な感じがするだろう。一般に、椅子に座った姿勢では、床や畳にじかに座ったときの1・5倍ほどの空間が必要になるらしい。さらに立った姿勢では2倍もの空間がなければ落ち着いて話すことができない、といわれている。

正座でもあぐらでもない座り方がある。「しゃがむ」である。アメリカ人は人前では決してしゃがむことはしないそうである。長い行列をつくってバスを待っている間も、椅子がないのであれば、延々と立って待っているそうだ。

座ることは、その人の心の状態と密接な関連がある。だから、**姿勢を伸ばして正しい座り方をすれば、自然に心も落ち着きを取り戻し、平静な心を保つことができる**のである。

着席位置で変わる緊張感、親密さ

私たちは、いろいろな人とコミュニケーションをするときに、相手との関係に応じて着席する位置を調節している。心理学でも昔から、対面の座席は競争やフォーマルな関係、横並びの座席は親密さが高まりインフォーマルな関係、テーブルの角を介した直角の配置は、その中間でもっとも話しやすい配置だとされている。

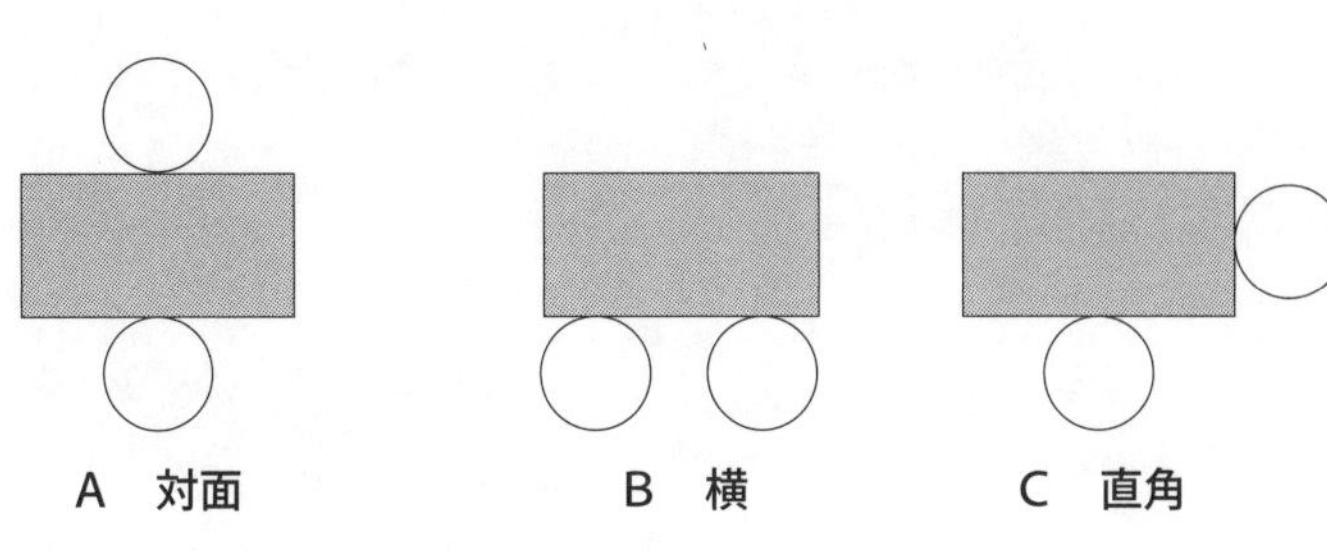

図17　3種類の座席配置
（著者作成）

　著者もかつて座席配置の研究をしていたが、**着席位置によって緊張感と親密さが大きく違う**ことがわかった。それは単なる心理現象にすぎないのではなく、進化的に身体が獲得した機能とも深く関わっている（図17）。

　北海道文教大学の牧野均たちは、さまざまな配置で座った人の脳活動を測ってみた。

　すると対面の場合は、左吻側前帯状皮質と右角回近傍部が活動していた。前者は情動に関わる部位で、後者は他者を行為の主体としてみなす場合に強く反応する部位である。したがって、対面に座っている相手に対しては、自分と対峙するような、自分と切り離して客体化した三人称的な関係として認識し、本能的に敵対的な関係とみなして不安や緊張を高めてしまうのだろう。

　そこでこの配置でコミュニケーションする場合は、互いに視線がぶつかるため、適度に視線を外す必要性があり、二人の間にワンクッションとなる飾りなどがあると緊張がほぐれやすい。

次に横に並ぶ配置であるが、同じく牧野たちの研究によると、背側前帯状皮質が活性化して、右角回近傍部の活動は抑えられていた。そのため、横に座る相手に対しては同じ方向を見ていることもあり、自分と関係を持つ間柄である二人称的な人物として認識し、親しみを感じるのだとわかる。

この配置は視線がぶつからず、距離を縮めることで親近感が高まりやすいのも特徴だ。またオカムラ（家具メーカー）の花田愛（はなだあい）たちの研究によると、この座席に座ってディスカッションやグループワークをやってみると、話の内容が独善的で説明的になる傾向があったという。

相手の姿が見えず、相手の反応がよくわからないため、一方が相手に説明するような会話になりやすいのだろう。

最後に**直角の配置であるが、これは心理カウンセリングでも使われる、もっとも話しやすい配置**である。先の花田の研究でも、この座席に座るとリラックスして対話的に話をしやすいという。

この配置は、視線がぶつからず、適度に相手の姿や反応も見えるため、リラックスして話しやすい配置だといえる。

座る時間が長い人のリスク

最近、座る時間が長いと健康に悪影響があるといった報告が増えている。国際的な調査によると、日本人は世界20ヵ国の中でもっとも座位時間が長いため、注意が必要だ。

座位でいる時間が長くなりやすい人は、特にデスクワーカーである。日本人の勤労者を対象にした研究では、30分以上連続して座っていると、３年後のメタボリックシンドロームの発症のリスクを高めることがわかっている。

座位でいる時間を活動量計で測定した研究では、**座位時間が長い人ほど、うつ病のリスクが高まり、座っている時間が一日に9時間を超えると、死亡リスクまで上がる**ことがわかっている。

では、なぜ座る時間が長いと、心身の健康に悪影響があるのだろうか。

単純に考えれば、一日のうちで座っている時間が長ければ、身体活動をしている時間は短くなることになる。単に身体活動の時間が短いために健康に悪影響があるのか、座っていること自体がよくないのかを確かめる必要がある。

そこでアメリカの公衆衛生を専門とするマカリーたちは、そのような観点から、座っている時間と身体活動している時間を置き換えた場合の健康への影響を統計的に解析した。

3万人以上の女性看護師を対象に、10年間追跡調査をおこなったところ、60分のテレビ視聴を、同じ時間の速い歩行に置き換えると、うつ病の発症リスクが有意に下がることがわかった。ただし通常の速度の歩行への置き換えでは、この関連性が見られなかったという。**早歩きにこそ病気の予防効果がある**ことがわかる。

また座る姿勢の身体面への影響であるが、座位姿勢が長くなると、大腿四頭筋（だいたいしとうきん）やハムストリングなど下肢の筋肉が活動しない時間が長くなるため、糖の代謝に関わる機能や、脂肪を分解する酵素の活性が低下し、病気のリスクや死亡リスクが高まると考えられている。

狩猟採取を基本として進化してきた私たちの身体は、長い時間座るという現代の生活には適応しておらず、身体活動や筋力の低下となって健康に悪影響をもたらすようだ。

笑う身体の深層

人の笑い、チンパンジーの笑い

動物の中で、笑うことができるのは人間だけだと思っている人は多いだろう。しかしダーウィンはゴリラやオランウータン、チンパンジーといった人間に近縁の大型霊長類（れいちょうるい）は、遊びの中でくすぐられたときに、笑うような声を出すことを報告している。

どのように笑うのだろうか。呼吸の仕方に注目するとおもしろいことが見えてくる。人間が笑うときには15分の１秒間隔で「ハッハッハッ」と息を吐くときだけ声を出しながら笑う。それに対してゴリラなどの笑い方は、吸う息と吐く息の両方で「ウーホーウーホー」と笑う。

それは進化の過程で、４本足の歩行から二足歩行をするようになったために、呼吸の仕方が変わったからだと考えられている。４足で歩く動物もチンパンジーも、走るときの脚の動きと呼吸はシンクロしていて、前足の刺激から胸部を守るはたらきをしている。つまり一呼吸ごとに一歩のリズムで走る。

しかし、進化して2本足で歩くようになると、そのリズムの制約から解放されて、歩くリズムと呼吸のリズムは別々にできるようになった。その結果として、自由に話をすることもできるし、歩きながら「ハッハッハッ」と息を吐いて笑うこともできるようになったのだ。

真の笑い「ディシェンヌスマイル」

感性工学の菅原徹（すがわらとおる）は「笑顔の形状と表情筋活動の分析」の中で次のように述べている。

「アメリカの成人教育を開拓したD・カーネギーは多くの実業家に、目を覚ましている間は毎時間1回ずつ誰かに向かって笑顔を見せることを提案している。（中略）

近年では、笑顔のさまざまな効力の検証を試みた研究報告がある。例えば、平均的な魅力の女性が笑顔の場合、男性から5倍声をかけられやすいことをフランスの心理学者N・グーギャンは実験により明らかにしている。

心理学者の西川三恵子（にしかわみえこ）の調査によると、「感じがいい人」という第一印象の特徴は、「笑顔」が35・3％ともっとも多く、次いで「挨拶をする」が24・3％、「丁寧に接する」が5・1％だった」（可視化情報Vol.34）

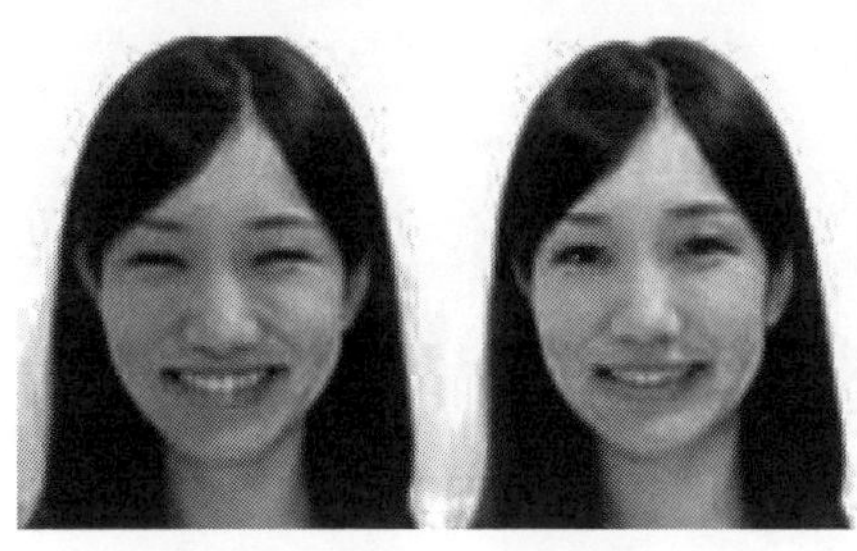

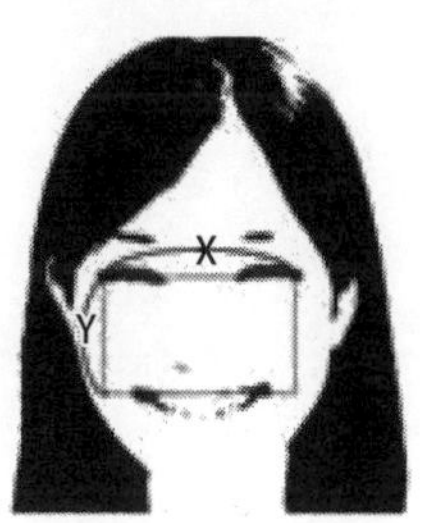

図18　笑顔の形状と表情筋活動の分析
ディシェンヌスマイルでは、縦横の美しさの黄金比があらわれる
(菅原徹「笑顔の形状と表情筋活動の分析」可視化情報. 34, 14-19より引用)

このように笑顔は、人の魅力を大きく高めてくれるのだ。

なぜ笑顔は魅力的なのだろうか。

人の笑顔には、大きく2種類の微妙に違う顔がある。それはディシェンヌ型の笑いと非ディシェンヌ型の笑いである。

19世紀のフランスの神経学者ディシェンヌは、「真の笑い」(ディシェンヌスマイルという)と、そうでない笑いでは、筋肉の動きに違いがあることを発見した。前者は心からおもしろいと思って笑うときで、後者は愛想笑いや嘲笑(ちょうしょう)のように、何かを意図した笑い方である(図18)。

その違いを分析してみると、真の笑いは眼(がん)輪筋(りんきん)によって目元、頬骨筋によって口元の両方が収縮するのに対して、偽(にせ)の笑いの場合は口元の収縮しかあらわれないという。よく愛想笑いのことを「目が笑っていない」というが、その通りなのである。

もっとも魅力的に感じる笑顔の部位は、目尻にあらわれるシワが特徴的な目であり、次いで口角が上がって開かれる口元である。つまり、頬骨筋と頬筋（きょうきん）、笑筋（しょうきん）（えくぼをつくる筋肉）と下唇下制筋（かしんかせいきん）を十分に収縮させ、頬を持ちあげて目を細くし、口を半月形に広げる笑顔に、人は魅力を感じるのだ。

その理由を解析した菅原によると、ディシェンヌスマイルには、美しいといわれる黄金比（φ＝1・618）に近い値である1・63が顔にあらわれるからだという。

笑顔は顔の形態を美しくしてくれるのだ。

落ちこんでいるときの笑顔は逆効果

昔から、笑顔をつくると楽しくなる、という常識を逆転した発想がある。心理学でこれはジェームズ＝ランゲ説と呼ばれ、特に顔の表情については「フェイシャルフィードバック仮説」という。

だから悲しいときでも、笑顔をつくることで悲しさが減るとも考えられるが、どうなのだろうか。

香港の心理学者ムコーパディの研究では、人が笑う頻度とその動機を調べると同時に、実験では各々の人にその場で笑顔をつくってもらった。すると、確かに楽しいときによく笑う人は、笑顔になると気分がよくなったのに対して、楽しくないときにも愛想笑いをする人は、笑顔をつくると逆に気分が悪くなってしまった。

この研究者は、「悲しいときに笑顔になる人は、笑うことを幸福な気分ではなく、惨(みじ)めな気分と結びつけている可能性がある。

一般的に考えられている以上に、私たちは**「落ちこんでいるときに笑顔をつくると、気分をよくするどころか、気分を悪くする」**という。

つまり、周りの目や雰囲気を気にして、実際には落ちこんでいるときにも笑う人は、そうすることで逆に「いま自分は幸せでないこと」を再確認してしまうため、気分が悪くなるのだという。

だから楽しいときに出てくる自然な笑顔をつくれる人は問題ないが、周りの目を気にして本当の気持ちを表すことが苦手な人は、偽(いつわ)りの表情をするのはやめたほうが自分のためになるかもしれない。

「くすぐり笑い」のメカニズム

くすぐったい感覚は複雑な感覚である。人は自分で自分をくすぐることはできない。くすぐったくないからである。その理由であるが、自分をくすぐる指令を出す小脳から、皮膚感覚を感じる感覚野(や)に向かって「これは自分が指を動かしてくすぐっている刺激だ」という信号を送るため、皮膚から感覚野に入ってくる信号が抑制されてしまうからである。

それでは実際のところ、本当に自分で自分をくすぐることはできないのだろうか。

アメリカの心理学者プロヴァインは自分をくすぐることはできると主張している。それは彼がシャワーをしながら手の指で足の裏を石鹸で洗っているときに、くすぐったさを感じたからだという。

そこで彼は自分のさまざまな部位をくすぐってみた。左足を右手でくすぐったり、右足を左手でくすぐったりすると、くすぐったさは強くなり、左足を左手でくすぐったり、右足を右手でくすぐったりすると、くすぐったさは弱くなった。

彼は、本当にそうなのか、確かめる実験をおこなった。参加者は、最初に片方の手で、次にもう一方の手で、5本の指を使って足の裏を撫(な)でてもらった。すると参加者は、対側刺激を同側刺激よりもくすぐったいと評価し、左足が右手で刺激されたときにもっとも強くくすぐったさを感じたのだ。

その理由は、くすぐっているのは左脳だが、くすぐったさを感じたのは左足、つまり右脳である。このように左右の脳半球が違うことで、到達するまでにわずかなタイムラグが発生するため、他者からくすぐられたような感覚が生まれたのだと考えられている。

くすぐったいときに人は笑うが、その笑顔は本当に楽しいときの笑顔ではない。不快な表情も同時に浮かべている。

このように皮膚感覚自体は不快だけれども楽しい遊びであるところが、くすぐり遊びのおもしろさとなっている。だから親しい信頼関係がない人からくすぐられると、不安になってしまい、楽しい遊びが成立しないのである。

いずれにしても、**くすぐったさが生じるためには、他者からくすぐられるという「他者性」が必要不可欠な条件**だと考えられてきた。裏を返せば、くすぐったい感覚は、自己の感覚である自己意識を持っていることの証（あかし）でもあるのである。

イギリスの心理学者ロスたちは、オランウータン、ゴリラ、チンパンジーなどの霊長類を対象に、動物くすぐり実験をおこなった。結果、それらのサルは笑いを返した。こうした大型の類人猿より高度な動物は自己の意識を持っていることがわかる。

ところがアメリカの心理学者パンクセップたちは、もっと下等な動物であるラットをくすぐると独特の高周波音（ハッピーノイズ）を出すことを発見した。

ラットをくすぐったところ、遊んでいるときに出すのと同じような、さえずるような音を出したのだ。

ただし、この音は人間の可聴域を超えているため人間には聞こえない。くすぐられるのが好きで、くすぐる人の手を追いかけてくるラットもいたという。

さらにおもしろいことに、ラットに「かくれんぼ」を覚えさせて、「鬼」役のときと、「隠れる」役のときとで、発声の違いについて分析してみた。

すると「鬼」のときには相手を探している間中ずっと「笑い続けていた」のに対して、「隠れる」ときには一切「笑わなかった」という。

ラットにも自己の意識の芽生えがすでにあるのかもしれない。

ホスピタルクラウン効果

映画「パッチ・アダムス」をご存じだろうか。この映画の主人公パッチは、精神科の医者であるが、自らピエロになって患者を笑わせることで、患者の心身の状態がよくなることを発見し、病院では奇想天外な方法で患者を笑わせ、次々と患者の夢をかなえていった。

その裏には患者を人間扱いせずに、身体だけを治療の対象にしてきた現代の医療を皮肉ったメッセージがこめられている。このように病院で活動するクラウン（道化師）をホスピタルクラウンという。

初期のクラウン活動は、小児がんなどで長期にわたる療養生活を送っている子どもたちに笑いを届ける訪問活動だったが、近年では高齢者が入居する介護施設や看護施設での活動も盛んにおこなわれるようになった。クラウンの訪問を受けるのは高齢者であるが、クラウンを務めるのも、訓練を受けた高齢者であることが多い。彼らは「エルダークラウン」（エルダーは年配の意）とも呼ばれる。

エルダークラウンは、10分から15分程度の短時間の訪問をおこない、施設の入居者と共に歌をうたったり、踊ったりして、楽しい時間を演出し、ユーモアと共感を示しながら、喜びを分かちあう。クラウンの訪問によって得られる楽しい時間と交流が、入居者に心の安らぎをもたらし、認知能力の改善や、老齢期のうつ症状を緩和する効果があると期待されている。

笑うことは、身体が緊張した交感神経優位の状態から、リラックスした副交感神経優位の状態への変化をもたらす。スポーツをして血圧や心拍が高まったあと、深くリラックスできる変化と同じである。

泣く身体の深層

赤ちゃんが泣くのは

　赤ちゃんは泣くのが仕事といわれるほど、よく泣く。しかし赤ちゃんがこれほど泣くのは霊長類では人間だけだという。もちろんチンパンジーの赤ちゃんなども泣くが、それは親にくっつくことで安心しようとする行動だと考えられている。

　人間の赤ちゃんが泣くのも、親と離れたときや不快感を感じたときで、この泣き声に養育者の注意が喚起されて、子どもの元に駆けつけて泣いている原因を取り除こうとしたりする効果がある。

　サルやネズミなどの哺乳類の赤ちゃんも、親と離れたときには声を出して鳴く。これをディストレス・コールという。そしてその鳴き声は音響学的にも人間と動物で共通していることから、赤ちゃんの泣き声の進化的起源は、動物のディストレス・コールにあると考えられている。

つまり**未熟な赤ちゃんは自分を守ってくれる人がそばにいないと危険なため、自分に注意を引きつけて守ってもらおうとしている**のである。

人間の場合は、養育者がそばにいても泣くことはよくある。それは親から肌を離されるからだ。**抱っこして肌を合わせていれば、基本的に赤ちゃんは泣かない。**人間以外の霊長類の赤ちゃんが泣かないのは、母親が赤ちゃんをずっと抱っこして過ごしているからだ。チンパンジーの場合、母親は赤ちゃんを生後5年間は、ずっと抱っこして育てるという。

さらに研究では、赤ちゃんは母親と皮膚を接触させていることで、自分とは異なる身体を感じ、自己の意識が芽生えてくることもわかっている。自分は他の人とは違う存在なのだ、という最初の自己の意識は、このような触覚や、抱っこされた皮膚の感覚を通じて、自分とは異なる身体を感じ取ることで生じてくる。

そこにあとから視覚的に自分の姿を見ることによる、客観的な自己意識が追加されることになる。

泣く理由、泣く頻度

私たちは赤ちゃんのときは、泣きたいときには自由に泣くが、徐々にそれを我慢できるようになってくる。このような能力を発達させることは、社会的な適応を高める上で重要である。

心理学の研究によると、乳児が泣く理由は、空腹・不快・欲求不満のように自己中心的なものであるが、発達に伴って、他者からのネガティブな結果を予期したとき（嘘をついたあとで叱られる）や、他者の苦痛に共感したときにも泣くようになる。さらに成人になると、ポジティブな場面でも泣くようになる。

オランダの心理学者ヴィンゲルホルツたちは、最近泣いた理由を５０００人以上の成人に尋ねたところ、「死や離別といった喪失」が最多で（27％）、「葛藤」（19％）、「苦しいシーンを見た」（16％）などネガティブな理由を挙げた人が多かった。しかし「ポジティブな出来事を見た」（12％）も上位にランクインしていた。

アメリカの生化学者ウィリアム・フレイ2世の研究では、泣く頻度には男女差が著しく大きいことが明らかにされている。アメリカ人の白人の泣き方と泣く頻度の男女差を比較した調査では、女性は1カ月に平均５・３回も泣くのに対して、男性は１・４回しか泣かないという。およそ4倍である。

さらにヴィンゲルホルツたちの最近の研究では、泣く理由の性差もあり、女性は対人関係で喧嘩などの葛藤が起きたときに泣く人が多いのに対し、男性は嬉しいときなど肯定的な理由で泣くことが多いという。

また泣き方にも違いがあり、泣くときに女性の約半数は涙を流すのに対して、男性は涙を流すのは29％にすぎず、多くの男性は涙ぐむだけであった。

それは男女で文化的なルールが異なるからだと考えられている。つまり泣くことは弱さをあらわすため、男性は人前で泣くべきではないといったことになる。

このように、泣くことは「諸刃（もろは）の剣」で、男女どちらがどのような状況でどのように泣くかによって、周囲にポジティブな印象（温（あたた）かい人、共感的な人、信頼できる人など）を与える場合もあれば、逆にネガティブな印象（情緒不安定な人、無能な人、弱い人など）を与えてしまう場合もある。

泣くと気分がよくなる心理

次に、泣くことの効果について考えてみたい。はるか２０００年以上も前にアリストテレスは、泣くことは心によい効果があると考えていた。アリストテレスは、劇を観て泣くことは心の浄化作用になり、抑制された情動を正常にすると考えていた。

実際フレイ2世の研究でも、女性の85％、男性の73％は泣くことで気持ちがすっきりした、と答えていた。そのため心理療法のセラピストや精神科医は、一般的にクライエントに泣くことを奨励している。

また最近では、オランダの行動科学者グラサニネタルたちは、悲しみを誘う映画を鑑賞してもらい、その20分後と90分後に気分を評価してみた。すると映画を観て泣いた人は、確かに映画の直後には、悲しみや不安などネガティブな気分が高まっていた。

しかし驚くべきことに、90分後には、映画を観た直後の気分よりもよかっただけでなく、「映画を観る前の気分よりも」よくなっていた。ところが泣かなかった人には、そのような変化は見られなかった。

泣くと、なぜ気分がよくなるのだろうか。

フレイ2世は、ミネソタ州のセントポール・ラムゼー医療センターで、こんな実験をおこなった。彼は参加者を一室に集め、悲劇のストーリーの映画を見せ、参加者たちの涙を試験管で採取した。数日後、同じ人たちに、今度は玉ねぎを刻んだときのにおいを嗅いでもらい、また泣いてもらった。

涙の成分を比較してみると、悲しくて出る涙には、エンドルフィンやプロラクチン、ストレスによって放出される副腎皮質刺激ホルモン（ＡＣＴＨ）などの、多くのタンパク質が含まれていることがわかった。

泣くことは、悲しさやつらさといったストレスによって汚れた心を涙で浄化していると

いえそうである。

他の研究でも、泣いたあとの心理的な変化として、「すっきりした」「落ち着いた気持ちで物事を考えられるようになった」「やる気が出てきた」といったポジティブな変化が大きくなっている。

また喪失体験のように自分ではどうしようもないことに対しては、泣くことで「諦める」ことも大切だと思うようになった」などの認知的な変化が生じることもある。対人関係の影響も考えなくていいことから、**一人で泣くことは立ち直るためにもとてもいいこと**なのだとわかる。

涙のにおい

人は泣きたくても泣けないことはよくある。

このとき泣くのを抑制しているのは、男性ホルモンのテストステロンである。だから泣くのを我慢しているときには、テストステロンの分泌が増えているが、逆によく泣く人はテストステロンの分泌が低下していることになる。

テストステロンは積極性や競争的な行動を促す作用もあるため、泣くとテストステロンが減少して、そのような行為への意欲をなくすことになる。

さらにそのようなにおいでも、人に影響を与えている可能性が示されている。

イスラエルのガルスタインたちのグループは、まず女性に悲しい映画を見せて涙を採取した。それを脱脂綿に吸収して男性の鼻の下に貼りつけ、吸ってもらった。このときの涙は無臭であることも確認しておいた。

しかし実験の結果、涙のにおいを嗅いだ男性のテストステロンの分泌は低下しており、攻撃性も低下することがわかった。このように、意識レベルでにおいを感じられなくても、**涙に含まれている化学成分の影響によって、脳が影響を受けて、心や身体にも影響が出てくる**のである。

人のコミュニケーションは、このように動物的で無意識のうちにおこなわれる部分が大きく、意識しているのは「氷山の一角」にすぎないのだ。

寝る身体の深層

なぜ金縛り現象が起きるか

睡眠についても、さまざまな観点から研究がおこなわれてきたが、ここでは特に本書の他のテーマと関連が深いことについて紹介していこう。

まずは寝る姿勢である。心理学の浅岡章一（あさおかしょういち）たちの研究の結果、寝る姿勢には文化差があり、日本人にもっとも多い睡眠の姿勢は仰臥位（ぎょうがい）（40・5％）で、次いで側臥位（そくがい）（32・4％）であり、腹臥位（ふくがい）（5％）はもっとも少ないことがわかっている。

それに対してカナダでは側臥位（58・8％）がもっとも多く、次が腹臥位（24・7％）、仰臥位は5％未満だった（「夢の特性と睡眠姿勢」参照）。

このような文化差は、ベッドか布団かといった寝具の違いや、ベッドでもダブルベッドかシングルベッドかといった違いも関係しているだろう。

よく金縛り（かなしば）という現象があるが、これは専門的には「睡眠麻痺（まひ）」と呼ばれている。人の睡眠は、レム睡眠とノンレム睡眠がある。レム睡眠をしているときは、身体は休んでいて動かせないが、脳は活発に動いていて、起きているときに経験した出来事を整理しようとしているともいわれている。

このレム睡眠のときに、何らかの原因で目覚めてしまうと、脳は、五感は感じることができて意識がはっきりしているのに、身体の筋肉に力が入らないことになる。このとき「胸が苦しかった」とか「身体を押さえつけられて動かせない」というように感じる。**レム睡眠のときは、脳の不安や恐怖に関わる扁桃体の活動も活発になるため、怖い夢が多い**のだ。しかし脳は、起こった出来事に対して、辻褄合わせ（つじつまあわせ）をするように解釈するため、「誰かがお腹に乗っていて息苦しい」というように、霊魂（れいこん）の仕業（しわざ）であるように思ってしまうのだ。

見る夢、においとの関係

興味深いことに、寝る姿勢と見る夢にも関係があることが示されている。

仰臥位で眠る頻度の高い人は、奇異性の高い夢や、活動性の高い夢を見る頻度が低いことが示された。これとは逆に、**腹臥位で寝る人や、側臥位で寝る人は、活動性の高い夢を**

見る頻度が高いことも示された。

さらに同じ人でも寝る姿勢によって夢の性質が異なることもわかってきた。実験では、夢を見ている状態であるレム覚醒法（レム睡眠をしている最中に起こして、どんな夢を見ていたか報告してもらう）を用いた。その結果、側臥位からの覚醒と比較して、仰臥位からの覚醒で報告された夢のほうが、夢の「強烈さ」がより高く評価されていることが明らかとなった。

心理学の福田一彦たちは、日本とカナダのどちらの大学生においても、金縛りを体験した際の睡眠姿勢は仰臥位が圧倒的に多いことから、筋肉が脱力しやすい仰臥位が金縛りの原因になるのではないかと考えている。

金縛りがレム睡眠中に生じる強烈な情動と鮮明なイメージを伴う特殊な夢であることを考えれば、仰臥位という睡眠姿勢が金縛り以外の、通常範囲の夢の内容にも影響し、より鮮明な夢や恐怖体験を伴う夢を誘発する可能性は十分に考えられる。

さらに睡眠はにおいとも関係がある。

心理学の岡部聡美たちの実験によると、**レム睡眠中に本人の好きなにおいを提示すると、夢の内容がよくなるのではなく、むしろ不快な内容に変化する**ことがわかった。

その理由であるが、嗅覚を処理する神経系は不快な情動に関連する脳の扁桃体へ直接入力を送っていることや、レム睡眠中には、好き嫌いなどの価値判断をおこなっている眼窩前頭皮質の活動が低下していることなどがあるという。

寝るときのアロマなどは、不眠症の改善などには効果があるが、あまりよくない夢を見ることになるのかもしれない。

第3章

退化してきている五感を取り戻す

五感に宿る人の進化の記憶

生命のビッグバン

次に感覚の進化から見ていこう。

生物は38億年もの長い時間をかけて現在の多様な構造や機能を持つようになったが、最初の34億年は比較的ゆっくりした速さで進んできた。それが約5億4000万年前に、突如として多様な変化をするようになった。

「カンブリア爆発」といわれる変化である。それまでは身体が軟らかい生物ばかりだったのが、それを機に硬い殻や骨、歯、さらには移動のための筋肉を持つようになり、生存競争に勝つために攻撃能力や防御能力を持つようになったのだ。

この「生命のビッグバン」ともいわれる大きな進化が起きたのはなぜだろうか。金沢工業大学の三谷宏治（みたにこうじ）は次のように述べている。

要約すると、この進化について、イギリスの生物学者パーカーは、光スイッチ説を主張した。それは「カンブリア爆発は、視力（光）を得た三葉虫が引き起こした」というものである。「眼」という圧倒的な感覚器を備えた種が誕生することで、他の生物も大きな変化を余儀なくされた。

生物の進化というのは、より多く、そしてより長く繁栄することにあり、そのためにはより多くを捕食し、逆に捕食されることを回避することである。もし生活環境が変われば、それが淘汰圧（生物が自然淘汰される強さの度合い。選択圧とも）となって、新しい環境に有利な生物が、より多く繁栄することになる。物理的な環境ばかりではなく、生物同士の競争も同じように淘汰圧となる。

つまり5億４０００万年前に眼を持った三葉虫は、圧倒的に有利な立場になった結果、他の生物に対して最大の淘汰圧となったのだ。他の生物たちは、三葉虫に食べられないように、硬い殻を持って身を守ったり、素早く逃げまわるために骨と筋肉を持つようになった。

それから3億年ほど経ち、中生代になると今度は恐竜が全盛期となる。

この頃、私たちの祖先である哺乳類は、恐竜に圧倒されるようになり、生活の時間帯を、恐竜が眠る夜に移していた。目が見えない暗闇での生活で必要となったのは嗅覚である。鼻を発達させ、嗅ぎ分けられる化学物質の種類を増やすことで、哺乳類はそれから1

億年を夜行性動物として生き延びてきた。

実際、マウスの嗅覚受容体遺伝子数は１０３７もあるが、その数は恐竜の子孫といわれる鳥類の10倍以上にのぼる（「三谷宏治の学びの源泉」第１２４回要約）。

さらに恐竜のいない夜間に活動するために聴覚も発達させた。

聴覚は24時間、周囲３６０度を警戒するシステムとして、視覚に代わる危険の察知システムとしてはたらくことができる。さらに聴覚は、目では捉えられない背後の出来事にも気づき、危険を察知できる。

哺乳類の聴覚器官は爬虫類にはない精緻な構造を持つようになり、聴覚は豊かになった。爬虫類では鐙骨一つであった耳小骨が、哺乳類では砧骨と槌骨を加え3つになった。さらに鼓膜は外耳道の奥に移動し、微妙な音を聴くことが可能になった。こうして哺乳類は徐々に進化を続け、霊長類にまでたどり着く。

そして６５５０万年前に恐竜が絶滅すると、霊長類には画期的な変化が起こった。昼間の世界で生きていけるようになった結果、環境をよく見るための視覚を発達させたのだ。

さらに三谷によると、哺乳類のほとんどは世の中を二色で見ているのに対し、ヒトやゴリラ、ヒヒといったサルたち（類人猿と旧世界ザル）は三色で見る三色視を獲得した。これで得られる情報量は格段に上がることとなった。

そして逆にせっかく獲得した敏感な嗅覚を捨ててしまった。**生物は、ある機能を進化によってつくり出したり、それを維持するためには膨大なエネルギーを必要とする。そのため人類はより強力な視覚を維持する代わりに、嗅覚を退化させた**のだ。

人類をはじめとした昼行性のサルたちは、不要となった嗅覚受容体遺伝子を次々と眠らせていった。もともと８０２あった人類の嗅覚受容体遺伝子のうち、４１４はもう機能していないという（「三谷宏治の学びの源泉」第１２４回要約）。

視覚以外の感覚が退化

こうして人類にとって視覚は圧倒的に優位な感覚器官に上りつめ、それは文明の発達に大きく寄与することになる。そして文明の発達によって、視覚はますます高度化し、その他の感覚を圧倒するようになった。

こうして快適な文明を手に入れた私たちの感覚は、本来はかつての自然環境の中ではバランスよく使っていたはずが、視覚だけに偏(かたよ)ってしまった結果、さまざまな異常が生じているのも事実である。

私たちは確かに文明によって便利で快適な暮らしを手に入れた。暑いときにクーラーをつければ涼しくなるし、毎日せっせとお風呂に入っては、全身の汗や汚れを洗い流す。抗菌グッズは飛ぶように売れる。街では世界中の料理を簡単に食べることができる。オンラインの会議も授業も、快適で便利である。

しかし、皮肉なことにクーラーにどっぷり漬（つ）かったために冷房病の人が増え、清潔志向の裏では、強迫的に汚れや体臭を気にする「不潔恐怖」の人が増えている。さらに美食ブームの裏では味覚異常の子どもが増えており、全国の小学生の多くが味覚障害の疑いがあるという。

これらの現象は、私たちは**文明の快適な生活を手に入れたのと引き換えに、視覚以外の感覚が退化してきた**ことにあると思う。あまり使わないから、かえって過敏になるという逆説的な現象である。

たとえば、においを例に考えてみたい。

かつての日本の住居は開放的で、料理や下水のにおいも隣近所に流れ出ているのが当たり前のものとして共有されていた。しかし戦後になると家屋もオフィスも密閉化が進み、においは気密性の高い壁やサッシによって遮断（しゃだん）されるようになった。

嗅覚というのは、同じにおいを嗅いでいるとすぐに慣れてにおわなくなってしまう性質があるため、においの落差があるとにおいが意識される。つまり気密性が高まるほど、においを感じやすくなったといえるのだ。

人が生活している中で生じるにおいのほとんどは、よくないにおいだ。ゴミの腐敗臭、体臭、排泄臭などである。こうしてにおいを意識しやすくなったことから、人々は無臭化する方向に突き進むようになる。そして無臭化が進めば進むほど、逆ににおいに敏感になるという悪循環が生じ、社会でますますにおいを排除しようというプレッシャーが高まっている。

同じことは痛みにも起きている。

現代社会はかつてよりも危険が遠ざけられ、はるかに安全な暮らしができるようになった。その結果、痛みは生活の中から慎重に排除されるようになった。

砂利道の凹凸は舗装されてなくなり、火鉢が弾（はじ）けて火傷（やけど）することもなくなった。こうして**社会から痛みはなくなっていく。しかしその結果として、痛みに敏感な人が増える**ことになった。

軽いかすり傷でも大袈裟（おおげさ）に痛がって泣く子も増えた。普段、感じることがあまりなくなった不快な感覚があると、驚いて恐怖を感じてしまうようになったからだ。

身体化認知とは

私たちはさまざまな環境を、五感を通じて認知している。しかし実際に認知されたものは、必ずしも環境を写しとったような正確なものではなく、自分の身体の感覚や身体の動きなどによって影響を受けている。このような認知の仕方を身体化認知という。

たとえばアメリカの心理学者ウィリアムズたちがおこなった有名な実験では、**温かいマグカップを持って手を温めると、他者の性格を「温かい人」であると認知することや、ある人を評価するときに、「重い」クリップボードに載った紙で評価すると、「重要な人」と評価するようになる**などである。

あるいは、重い荷物を背負っているときは、目の前の坂の傾斜がより急に見えるのだが、これは坂を登るために身体が持っているエネルギーや負担が考慮されて、外界の認知を変えているわけだ。

このように、私たちが五感で世の中を知覚する目的は、対象になる物の物理的な性質を正確に知覚することが目的なのではない。そうではなく、その対象と自分との関係を捉えて、自分にとっての意味づけをすることが重要なはたらきなのである。

たとえば目の前にある大きな箱を持って移動したいとしよう。するとその人にとって大事なのは、その箱の正確な重さの情報が必要なわけではない。自分にとってどの程度の力を出せばその箱を持ちあげることができるのか（あるいは全力でも持ちあげることはできないのか）といった判断である。

あるいは聴覚にしても、その目的は、聞こえてくる物がどのくらいの距離で何の音あるいは声なのかを正確に同定することではない。それが自分に近づいてくるのか、遠ざかっているのかという、自分との関係性こそが大事なのだ。

野生動物では、危険な敵が近づいているか否かは、生死に関わる重要な情報となる。そのため、単に音源の種類や距離を同定することよりも、その音源の移動する方向こそが重要となるのだ。

このような認知が、私たち人類に長い進化の歴史の中で培（つちか）われてきた、身体にもとづいた認知の仕方である。

私たちの五感の認知にも進化の記憶が宿っているのだろうか。

その点について、まずは皮膚感覚から見ていこう。

皮膚感覚――心を映し、心を治す

心にダイレクトに影響する皮膚感覚・触覚

皮膚感覚は、進化の過程でもっとも古くから存在した。たとえば単細胞生物のアメーバやゾウリムシの行動を見ると、壁に触れたり、壁づたいに泳いだりしている。単細胞生物では、細胞膜が触覚（しょっかく）を感知していることになる。

生理学的には皮膚感覚は2種類ある。

第1は識別的な皮膚感覚で、皮膚の無毛部（手のひらと足の裏）で感じ、触れた物の特徴を把握しようとする。ツルツル、ざらざら、硬さ、弾性、粘（ねば）りなどの物体表面の物理的な特徴を把握し、脳で解析する。

それに対して、第2の皮膚感覚である官能的感覚は、皮膚の有毛部（無毛部以外の全身）にあり、触れて気持ちいい、安心するといった感情を生み出す触覚である。

皮膚感覚や触覚というのは、一般的に五感の一つであると考えられている。つまり視覚や聴覚と同じように、自分の外にある環境を知覚するための感覚（外受容感覚という）と思われている。

しかし**皮膚感覚や触覚は、単純に外の環境を知覚しているわけではない点に注意が必要**だ。たとえば目の前にあるタオルに軽く触れてみよう。このとき、タオルの生地のふわふわした柔らかさやしっとり感などの感覚を感じるだろう。これは外受容感覚として生地の特徴を把握しようとしているためである。これは確かに外受容感覚だといえる。

ただし、それだけではない。

今度は、右手にタオルを持って、顔に当てて軽く撫（な）でてみよう。すると顔で感じているのは、心地よさや安心感、うっとり感などの感情に近いものだ。こちらは内受容感覚に分類される感覚である。もっと広く皮膚感覚に目を向けると、痛み、痒（かゆ）み、くすぐったさといった皮膚感覚も内受容感覚である。

なぜこのことにこだわるのかというと、内受容感覚は本書で主題としているテーマだからだ。身体と一つになった自己である、身体的自己はこの内受容感覚から生まれてくるからだ。

たとえば、くすぐったいという複雑な皮膚感覚について見てみよう。

第２章でも触れたように、くすぐったい感覚は、他者からくすぐられるとくすぐったいが、自分でくすぐってもくすぐったくないという特徴がある。

人はくすぐられると、身を捩(よじ)って逃れようとすることからもわかるように、防衛的な行動である。

くすぐったい皮膚の部位は、諸説あるが、動脈が体表の近くを通っているため、そこに触れられる触覚に敏感になっており、触れられたら逃れようとするのである。そのため他者からくすぐられた場合、不快な感覚から自分を守る必要から強烈に自己を意識することになる。

それに対して自分でくすぐる場合、自分でどのように触れるかわかっており、どんな感覚が生じるかもわかっているため安心感もあり、あまりくすぐったくは感じない。

この例からもわかるように、**皮膚感覚はダイレクトに心のさまざまな層に直接影響している。**とりわけ皮膚は自己と環境の接点であるため、自己の意識や自己に関わる感情との関わりがあるようだ。

次にその点を実際の研究から見ていこう。

手洗いで心を洗う!

アメリカの心理学者シュワルツたちのグループは、まずギャンブルで負けてお金を失い続けた参加者は、自分は運がないと感じて、次のラウンドではより少ない金額しか賭けないことを確かめた。しかし（石鹸のテストと偽って）手を洗ってもらうと、自分の不運を洗い流したかのように、またこれまで通りの金額を賭けるようになることを発見した。

これとは逆に、ギャンブルでお金を獲得し続けた参加者は、自分は幸運だと感じ、より大きな賭けをした。しかし同じように手を洗ってもらうと、まるで幸運を洗い流したかのように、また元通りの賭け金に戻った。

このように**手を洗うと、過去の嫌な思い出を洗い流すことができて、心理的にスッキリ効果がある**というわけだ。手を洗うという皮膚上の感覚が、心に直接的に波及するのだ。

日本語にも、嫌なことを「水に流す」という表現があるが、それも同じことだ。日本は昔から水が豊富で、川が周りにふんだんにあったからだろう。水に流して見えなくなってしまえば、心の蟠りも洗い落とされるという感覚を持っていたのだろう。

自傷行為をくり返す人

皮膚は自己と社会の境界にある臓器である。だからその感覚である皮膚感覚は、自分の内面を映し出す。著者が２０２０年のコロナ禍で、大学生を対象におこなった実験を紹介しよう。

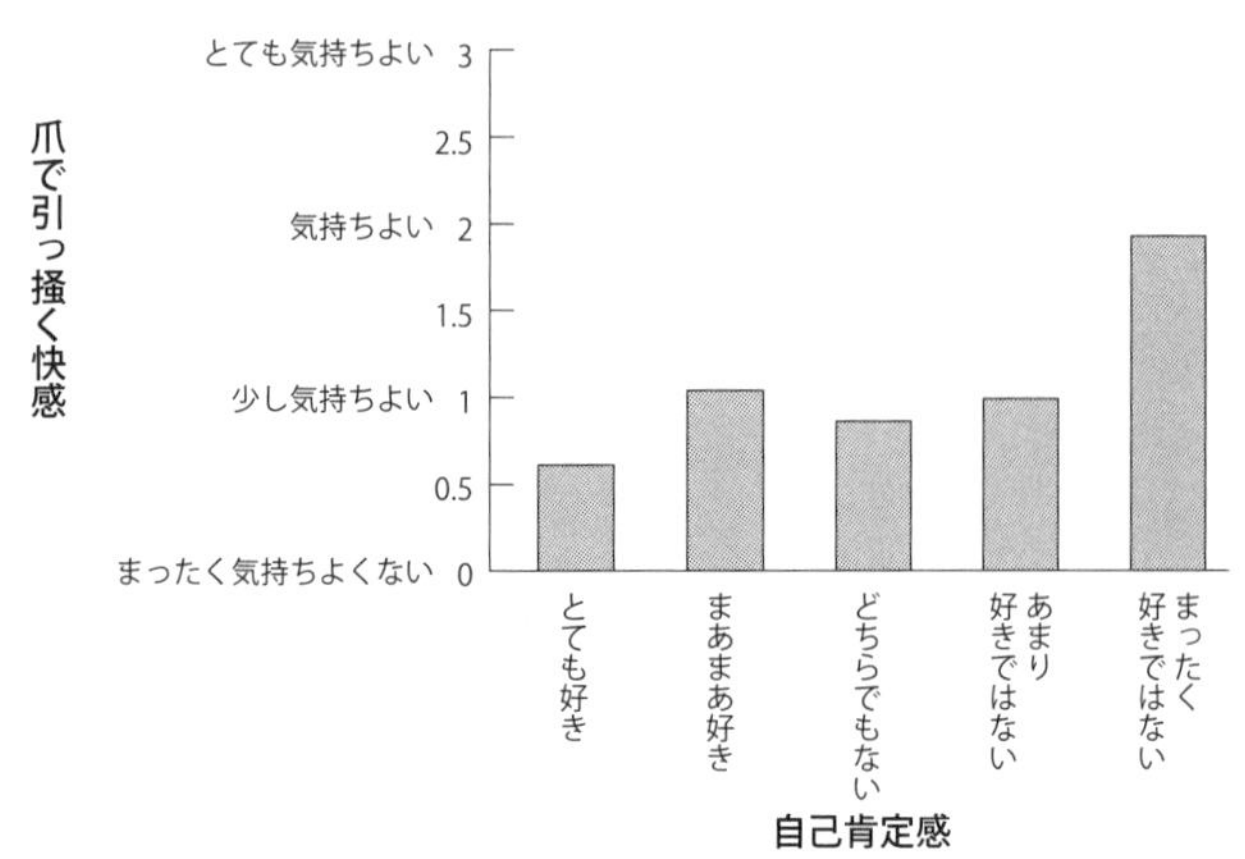

図19　自己肯定感と爪で引っ掻く快感

（2020年に大学生を対象におこなった実験。著者提供）

実験では、まず自己肯定感を測った（図19）。

「自分のことを好きですか」の質問に「とても好き」から「まったく好きではない」の5件法で選んでもらう。

次に、自分の腕を「反対の手のひらで撫でる」「指先でタッピングする」「爪で痛みを与える」の3種類の触れ方で触れてもらい、そのときの気持ちよさや痛みを評価してもらった。

実験の結果、興味深い結果が出てきた。自分のことを好きですか、という質問に「まったく好きではない」と答えた人は、爪で引っ掻く感覚に快感を感じていたのだ。本来であれば痛みとして不快な感覚を感じるべきところなのに、逆に快感を感じていたのだ。

なぜだろうか？

この現象と似たものとして、自傷行為がある。自傷行為をする原因はさまざまであるが、特に長期にわたるストレスや、身体に対する否定的な態度、身体を無視すること、身体を客体化すること、などが原因として多く挙げられている。

自傷行為をくり返す人は、自分の皮膚を傷つけることで、脳内でエンケファリンやエンドルフィンという物質（脳内麻薬）が分泌される。そのため「切ると気分がすっきりして元気が出る」「気分がスーッとして楽になる」といった心の作用が出てくる。そして「脳内麻薬」といわれるように、その行為が依存症のようにやめられなくなっていく。

細かく見ていくと、自傷行為をする人は、自傷行為の直前にはこの脳内麻薬の量が少なくなっていて、自傷行為の直後に高まることが確かめられている。つまり、身体にもともとある脳内麻薬が少なくなることで、「切りたい」という衝動が高まってしまうようなのだ。

また、脳内麻薬には痛みの感受性を軽減する作用もあるため、痛みが小さくなり、快感の要素のほうが強く感じられてしまうのだろう。

心の問題を治す作用もある

さらに多くの精神的（器質的も含む）問題は、皮膚感覚の問題も伴う。自閉スペクトラム症にしても、触覚に過敏な面もあるし、鈍感な面も併せ持っていることが多い。摂食障害や認知症、うつ病などでも同様である。

このように**皮膚感覚が正常にはたらかないというのは、自分と外界との関係を正確に捉えられなくなっていることを意味する**のではないだろうか。皮膚に触れる刺激が、自分にとってどのような意味を持っているか、という自己との関係性をうまく捉えることができず、不適応な行動をとってしまうのである。

たとえばうつ病の母親は、子どもの反応に鈍感だったり、子どもをあやすときに、不適切に強すぎる刺激を与えてしまうようなことがある。これも皮膚感覚の問題があるからだと思う。

また摂食障害にしても、実際に健常な人に比べて触覚が鈍感になっているのだが、それも周囲の人たちが触れてくる、つまり愛情を持って接してくることに対して抵抗や拒否感を持つことのあらわれでもある。

しかしそのような問題を抱えていたとしても、皮膚に適切な刺激を与えてあげることで、触覚や皮膚感覚も正常に戻り、症状も緩和（かんわ）されることは多くの実験からも証明されている。たとえばボディースーツを着用させることで、拒食症の症状が緩和して体重の増加が見られたり、肩にやさしく触れる刺激を与えることで、肩の筋肉がリラックスして、人との距離（対人空間）が小さくなる効果も確認されている。

このように**皮膚感覚は、心を映す臓器であると同時に、そこに介入して心の問題を治（なお）す作用もある**ため興味深い。

嗅覚――親近感や癒しを生む

嗅覚の3つの機能

地球上には数十万種ものにおい分子があるといわれており、人間はそれらを鼻の奥にある396個の嗅覚受容体で感知している。ただし、同じにおい分子を誰もが同じにおいとして感知しているわけではなく、**においの感じ方は一人一人違っている。**

それは鼻の受容体の形や感知する能力に個人差があることや、脳では個々人がこれまでの経験してきたにおいの記憶と照合されて、はじめて「におい」として感じるからだ。たとえば、納豆と足の裏のにおいに共通するのは「イソ吉草酸」というにおい成分だが、足のにおいだと思えば臭いと感じ、納豆だと思うとおいしそうと感じることもある。

動物もそうだが、人間にとって嗅覚の機能は3つある。

第1は、危険なものとそうでないものを嗅ぎ分ける機能である。たとえば腐った食べ物かどうかを嗅ぎ分けたり、ガスのにおいを嗅いで逃げたりするというように、生命を守る大切なはたらきがある。

第2は、コミュニケーションとしての機能である。多くの動物は、においは大切なコミュニケーションの手段であり、互いの行動に大きな影響を与えている。犬などの嗅覚に敏感な動物は、他の個体のにおいを嗅いだり嗅がせたりすることで、親密になれるか否(いな)かを決めるほど、コミュニケーションにとってのにおいの役割は重要である。

この機能は、人間は大幅に退化させてしまったが、恋人の選択の際や、近親相姦の回避など、さまざまな場面で無意識のうちに大きな影響を受けていることはあまり知られていない。

第3は、食事をするときに味覚を形づくる機能である。味覚は一般的には舌の味蕾(みらい)で感じるが、嗅覚もとても大事な役割を果たしている。人間はこの機能を大きく進化させた。

人間は進化の過程で、立ちあがって二足歩行をするようになった結果、地面から鼻が持ちあがって離れることになった。すると地面から立ちあがってくる土埃(つちぼこり)や草木の胞子などを嗅ぐ機会が少なくなり、鼻が本来持っていたろ過装置としての必要性が下がることとなり、においの感知器としての役割が強まった。

そしてもう一つ、においを感じやすくする進化的な変化が起きる。ネズミのように鼻は

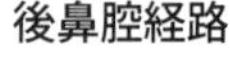

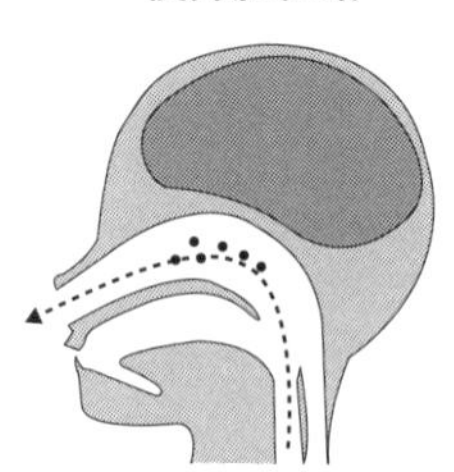

図20　前鼻腔経路と後鼻腔経路

（「五感で食を感じる：日本が真の『世界一の美食国家』になるための戦略論」（shiRuto）（https://shiruto.jp/life/156/）より引用）

顔の前に突き出す必要がなくなると同時に、鼻と口腔を隔てる骨が退化してなくなったのだ。するとにおいが口腔の後ろから鼻咽頭を通って鼻腔の後ろに至る経路である、「後鼻腔経路」が開通するようになり、食べ物のにおいも嗅覚受容体に到達するようになった（図20）。

この後鼻腔経路は、口の中の食べ物や飲み物から発するにおい分子が鼻の嗅覚細胞で知覚されることで味の増強作用が出てくる。試しに、鼻をつまんでチョコレートを口に入れてほしい。すると甘くて柔らかいものを食べているということしか認識できず、決しておいしいとは思わないだろう。

これは人間のにおいの重要な経路である。この独自のルートがあるために、人間は嗅覚の受容体が少ないにもかかわらず、他の動物よりもにおいのレパートリーが豊富なのだと考えられている。

そして食べ物のおいしさを感じられるようになり、豊かな食文化が開花することになった。

プルースト現象

嗅覚は神経学的には、他の感覚と異なり、脳の扁桃体（へんとうたい）―海馬（かいば）複合体に届く。そのため、においによって快（かい）―不快といった感情や記憶が直接的に呼び起こされることになる。これをプルースト現象という。

プルースト現象とは、**あるにおいを嗅いだことを契機に、突如としてそのにおいと結びついた過去の出来事が、あたかもそれを追体験しているかのようにありありと思い出される現象**を示す。この現象は、フランスの作家プルーストによる『失われた時を求めて』の中できわめて象徴的に述べられたことから、プルースト現象と呼ばれるようになった。

実際の研究レベルでも、においによって想起された記憶は非常に鮮明で、強い情動が伴うものであることも確かめられている。たとえば、もみの木のにおいを嗅ぐと、楽しかったクリスマスを思い出したりする。

太古の昔、私たちの祖先は食べ物を口にする前に、まずにおいを嗅いでみて、食べられるか否かを確かめており、その判断にミスがあると、気分が悪くなったり、嘔吐（おうと）したりと

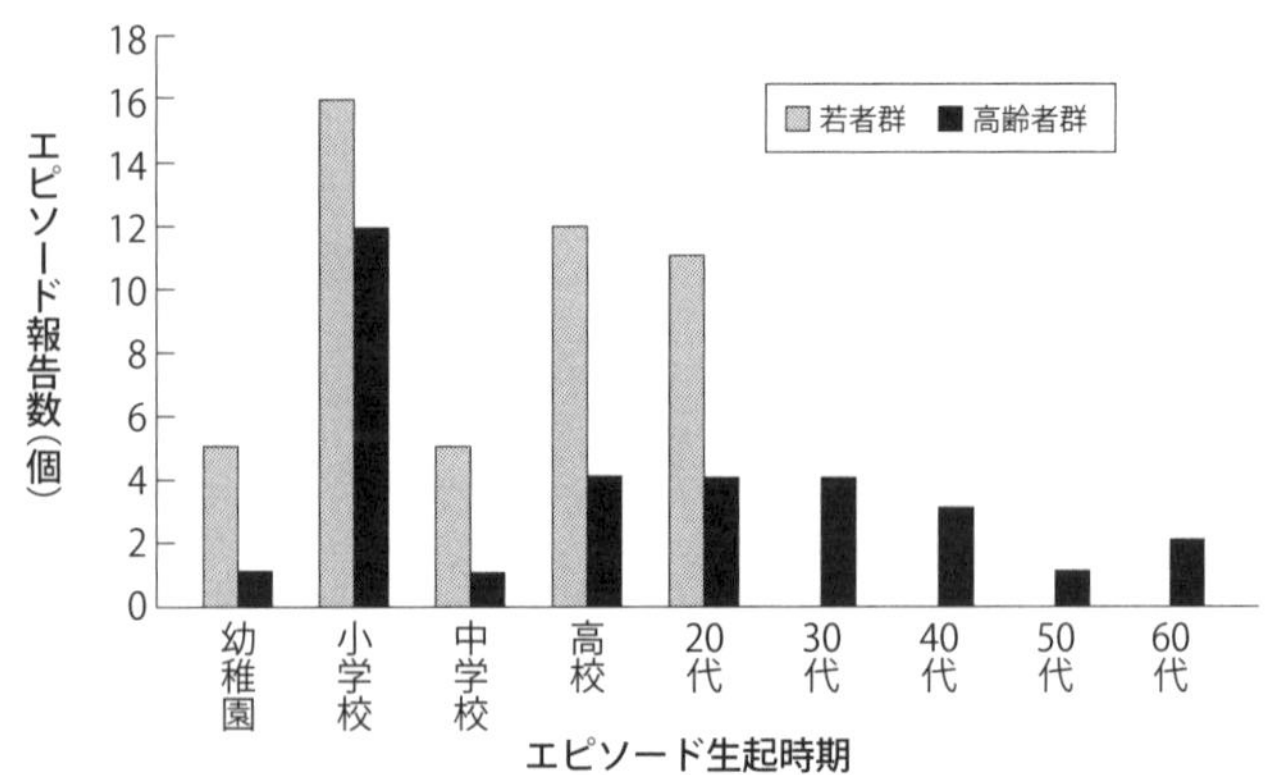

図21　若者と高齢者のにおいに関する自伝的記憶
高齢者の自伝的記憶は小学校時代が圧倒的に多い
（林美都子・坂知美 2017「高齢者と若年者における、匂いに関する自伝的記憶構造の相違」日本認知心理学会発表論文集より引用）

いった不快で致命的な危険が伴う経験をくり返していたのだろう。そのためにおいは記憶や感情としっかりと結びつくようになったのだろうと考えられる。

それでは、においによって想起する思い出は、いつ頃の記憶が多いのだろうか。

認知心理学の林美都子（はやしみつこ）たちは、若者と高齢者を対象ににおいとそれによって思い出された自伝的記憶について調べた。その結果、両者とも家族の思い出が多く、小学校時代を想起しやすい点は共通点としてあったが、高齢者のほうが現在の年齢から換算すると、より古いエピソードを思い出すことがわかった（図21）。

においからの自伝的記憶の想起について若年者は直近のものを思い出しやす

く、高齢者では直近のものを思い出すのは苦手で、昔の記憶を呼び覚ましやすいといえる。また、小学校年代の記憶に占める割合は高いようだ。

さらに興味深いことに、イギリスの心理学者チューたちによると、高齢者の自伝的記憶を呼び起こす手段として、「におい」と「ラベル」で違いを比べてみた。「におい条件」はオレンジ、タバコ、トマトなど日常によくあるにおいを嗅いでもらい、どのようなことを思い出したか、そのときの年齢とともに話してもらった。「ラベル条件」ではそれらのにおいは嗅がずに、それぞれの名前だけを提示して、同じように思い出を話してもらった。

実験の結果、興味深いことがわかった。ラベルで手がかりを提示した場合、思い出した記憶の年齢は11〜25歳の間がピークだったのに対して、においの手がかりの場合は、6〜10歳でピークに達し、その後直線的に減少した。

人の脳の発達の順序を考えてみると、大脳辺縁系（だいのうへんえんけい）のような古い脳から発達し、その後新しい脳である大脳皮質や前頭葉が発達していくことになる。だから、においによって呼び覚まされる記憶というのは、大脳辺縁系が発達した幼少期のものであると考えられている。

においは親近感を生む

ネズミの実験では、においの好みと親近感は強く関連していて、**あるにおいとの接触回数が多いほど、そのにおいが好きになる**とされる。また、においはくり返し接触することによって、末梢（まっしょう）の受容体である嗅上皮での感受性が強まることもわかっている。

こうして、においの記憶は中枢である脳が担っているが、においに敏感になるのは、鼻の粘膜という末梢の作用もあったのだ。

だからこそ、私たちは自分の家のにおいといったものに普段は無意識であるが、よその家に入った途端に、違うにおいだと気づくことがあるが、それは毎日、同じ家のにおいに晒（さら）されているうちに、そのにおいが好きになり、親しみを覚えるからだ。

また、鮭（さけ）が自分が生まれ育った川のにおいを覚えていて、そこに帰ってくるように、私たちも自分が生まれ育った故郷のにおいに強い親近感を抱いて、そのにおいがする場所に身を置くと落ち着いて安心し、昔のことを懐かしく感じるのだろう。

ラベンダーの癒し効果

心理学の緒方慶三郎（おがたけいざぶろう）たちの研究では、**ラベンダーの香りを嗅ぐと脳でオキシトシンが分**

泌されて、ストレスや抑うつ、不安が低下し、リラックス効果が高まることが確かめられている。

ラベンダー精油の主成分であるリナロールと酢酸リナリルは、動物実験でも抗炎症、抗がん、鎮痛などの作用が認められている。彼らの実験では脳のオキシトシンをつくる視床（ししょう）下部（かぶ）の神経を取り出して、そこに薄めたラベンダーオイルをかけたところ、活性化することまで確かめられている。

このようににおいは、脳に化学的な作用をもたらして、直接オキシトシンの分泌が増えるのである。リナロールや酢酸リナリルが多い他の精油として、クラリセージやベルガモットなどもある。

さらに認知症にも効果がある。ラベンダーやメリッサを用いたアロマセラピーは認知症患者の興奮を抑制させる効果が認められている。メリッサはレモンに似た清涼感のある香りを持つ。メリッサ油を基材クリームと混ぜ、患者の手や腕に一日に2回塗布（とふ）することで、副作用なく興奮を抑制する効果が得られている。

さらに鳥取大学の神保太樹（じんぼだいき）たちは、認知機能、特に記憶障害を呈した患者（28名中17名はアルツハイマー病）にローズマリーとレモンを午前中に、ラベンダーとオレンジを夜に、28日間嗅いでもらったところ、認知症が改善したことを報告している。

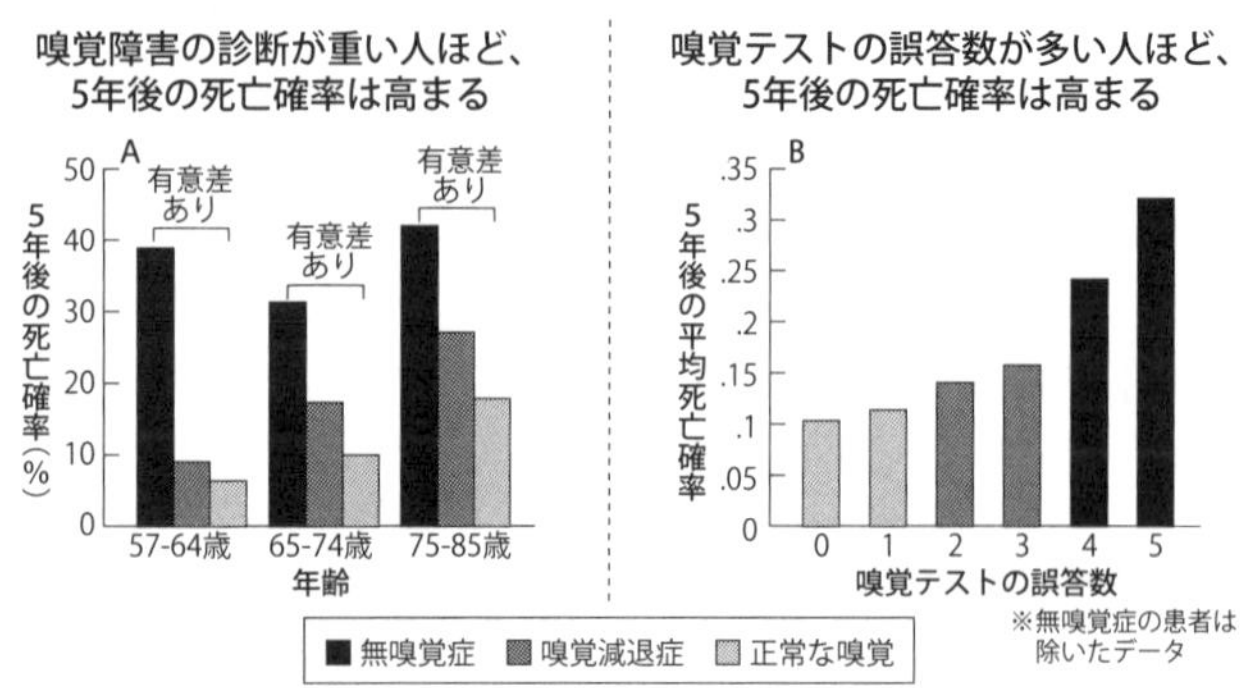

図22　嗅覚を失った人の死亡率

（Pinto, J. M., Wroblewski, K. E., Kern, D. W., Schumm, L. P., & McClintock, M. K. (2014). Olfactory dysfunction predicts 5-year mortality in older adults. PloS one, 9(10), e107541.より引用）

においは副作用もなく、効果的に症状を緩和できるため、医療の分野でも応用が進んでいる。

においを失うと寿命が縮まる

ドイツのピントたちのグループは、なんと嗅覚を失った高齢者は、5年後の死亡確率が高まることを発見した。さらにその死亡確率は、がんや心不全などの他の危険な疾病（しっぺい）の死亡確率よりもはるかに高いことを明らかにした（図22）。

嗅覚を失った人の死亡確率は、がんなどの疾患（しっかん）を持っている人の2・4倍にもなるという。

その理由は正確なところはまだ明らかではないが、この研究をおこなったピントは、嗅覚障害は幹細胞の代謝サイクルによって決まるため、嗅覚障害は加齢のために再生能力が低下していることをあらわしているからではないかと考えている。

また別の可能性としては、嗅神経は直接環境と接している脳神経（脳から直接、末梢までつながっている神経）であり、汚染物質や毒素が嗅神経を介して脳に到達し、直接的な有害作用をもたらして死亡する可能性もあるという。

決して、嗅覚障害の人が特に食事が満足にとれないとか、認知機能の異常のために食べ物のにおいを正常に判断できない、といった原因ではないようだ。

嗅覚は特殊な感覚であり、新型コロナウイルス感染症の症状としても嗅覚障害があるといわれているが、そのようなメカニズムと関係があるかもしれない。これからの研究成果を待ちたい。

柑橘類のにおいに注目

嗅覚に関する身体化認知の研究では、**柑橘類（かんきつるい）のにおいは、洗浄行動と関連がある**ことがわかっている。

オランダの心理学者ホランドたちは大学生を対象に、その日のうちにおこなう行動を５つ挙げてリストにしてもらった。このとき柑橘類の香りを漂わせた条件の人は、リストの中に洗浄に関する行動を多く挙げることがわかった。

その後、別室に移ってもらい、参加者がビスケットを食べているときに、食べこぼしを手で払って掃除する回数を比較してみた。すると、香りがある条件の人のほうがその数が多いという違いも出てきた。興味深いのは、すべて参加者は香りがあったことに気がついていなかったにもかかわらず、行動に違いが出ている点だ。

その理由は、柑橘系の香りは、洗剤や石鹸などに使われることが多いため、たとえ本人がその香りに気づいていない状態でも、洗浄に関係する記憶が呼び覚まされたためだと考えられている。

聴覚――音楽が持つ力

音がなければ感情は揺さぶられない

聴覚はもともと視覚で捉えられない背後にある物や、姿が見えないが遠くにいる敵などを、24時間監視する器官であった。そのため、音が近づいてくるか否かといった判断が決定的に重要であった。

人間は進化の歴史を通して、自分に向かってくる敵がいることは、脅威をもたらす可能性があるため、私たちの知覚システムはこれらに対処するための方法を進化させてきた。そのため**近づいてくる（つまり大きくなる）音に対しては、遠ざかる（つまり小さくなる）音よりも脅威として感じるようになった。**

イギリスの心理学者タジャデュラ＝ジュメネットたちは、参加者に、「徐々に大きくなっていく音」または「徐々に小さくなっていく音」を聞かせ、そのあとにさまざまな写真を見てもらい、そのときの自分の感情を評価してもらった。

また客観的な指標として、顔の表情の変化を筋電図で測ってみた。すると、「徐々に大きくなっていく音」を聞いたときは、自分の覚醒度を判断する時間が短く、また表情筋の変化も大きくなった。

同様の結果は、犬の足音や自然音を刺激とした場合にも確認されている。さらにこの効果は、不快な写真を評価したときにもっとも大きかった。

自分に近づいてくる音、しかもそれが不快なもののときには、それと遭遇することは危険が大きいと判断するためだ。

別の実験によると、近づいてくる音と遠ざかる音の両方を聞かせた場合、前者のほうが実際の距離と推定した距離の誤差は大きくなるという。つまり私たちは、近づいてくる音を、実際よりも早く到達すると判断しているのだ。

この誤差があるのは、近づいてくる相手や物に対しては、早く防御行動を開始しようとして、そのための時間を確保するためだという。だから遠ざかる音に対しては、その距離を同定するときの誤差は小さくなる。

さらにこの誤差は、女性のほうが男性よりも大きく、また体力（運動後に心拍が元に戻る早さを指標）がない人のほうが大きいこともわかっている。これらの結果も、一般的に女性のほうが男性よりも体力が弱く、体力が弱い人ほど、近づいてくる危険に対処する時間を確保する必要があるために、誤差が大きくなるようだ。

これを視覚で距離を推定するときと比べてみよう。視覚による判断は、近づいてくる人や物と、接触するまでの時間を正確に予測することができる。

たとえば街を歩いているときに、誰かが遠くから自分に手を振りながら近づいてくるとしよう。そのとき、相手の姿や歩く速さから、あとどのくらいの時間で自分と話をする距離に達すると推定して、その間に何を話そうか考えることができる。あるいは、相手が見るからに怪しげな人だった場合は、その人が近づく前に、そばにある店に入るなどして危険を避けることができる。

それに対して**聴覚は、夜や暗闇の中など相手がよく見えないときに、警告システムとして機能していて、接触する時刻を予測している。**しかし聴覚は視覚ほど正確ではないため、実際の到達時間と予測との誤差が生じる。この誤差は、進化の過程で危険を避けるためのものである点が興味深い。

この効果は、実際に映画の中でも多用されている。ホラー映画などでは、観客の恐怖を煽（あお）るために、視覚的にはよく見えない曖昧（あいまい）な物や人が近づいてくるシーンで、足音や音楽を徐々に大きくしていく手法がとられている。

音がなければ感情は揺さぶられないのだ。

若い頃の音楽が好きな理由

自分の過去のことを思い出すとき、何歳のときのことを思い出すことが多いだろうか？研究によると、このような自伝的記憶を思い出す年齢というのは、10歳から30歳までの記憶がもっとも多いことがわかっている。

これは音楽の記憶にも当てはまるようだ。イギリスの音楽学者ジャクボウスキーたちは、18歳から82歳までの参加者に、1950年から2015年の間にヒットチャートに登場した、人気があった曲のタイトルとアーティスト111人のリストを示し、各曲に関する自伝的記憶と、それらがどの程度好きだったかを評価してもらった。

すると、その期間にチャートに登場した曲の自伝的記憶と、それらの曲の好きな程度は、青年期（14歳前後でピーク）が多いことがわかった。参加者がこの年齢のときに人気のあった曲は、全体としてもっとも多くの思い出を呼び起こしたというのだ。

また、参加者全体では、思春期にチャートにランクインしていた音楽は、より親しみやすいと評価されただけでなく、より多くの自伝的記憶と結びついていることがわかった。

さらに、高年齢層（42歳以上）も思春期の曲が好きだったが、若い年齢層（18〜41歳）は少し傾向が異なり、生まれる前にリリースされた音楽の評価が高いこともあった。

この現象については、この年齢は自分のアイデンティティが形成される時期でもあり、そのような時期に好きだった音楽が、当時の自分の考えや行動などの記憶と結びついて記憶されているためだと考えられている。

著者の場合は、中学生の頃からビートルズにハマり、一日中ずっと聴いていた時期があった。ちょうど15～16歳頃のことである。まさにビートルズマニアといえるほど、毎日10時間はカセットデッキの前でひたすら聴いていたのを思い出す。

おもしろいことに、50歳を超えた現在でも、ビートルズを好んで聴きたくなる。聴いていると、当時の自分の苦悩や楽しい思い出なども思い起こされてくる。そして自分を形づくっているのは、ビートルズの音楽やその当時の人間関係なんだな、という思いを強くするのである。

まさに好きな音楽を聴くことは、自分の過去の記憶を思い出すことによって、自分を確認しているともいえるのである。

オキシトシンの分泌を促す音楽

多くの人は好きなジャンルの音楽があり、音楽を聴くと喜びやリラックスなどのポジティブな感情を感じるだろう。

ＮＴＴコミュニケーション科学基礎研究所の大石悠貴（おおいしゆうき）たちの実験では、実験参加者に**スローテンポの音楽を聴かせるとオキシトシンが分泌される**ことがわかっている。それに対して、**アップテンポの音楽を聴かせたときには、ストレスホルモンのコルチゾールが減少するという。**

だから寝る前などにリラックスしたいときはスローテンポ、ストレスが溜まって発散したい日中にはアップテンポの曲というように選曲するとよいだろう。また、カラオケなどで実際に歌うことでもオキシトシンが出ることもわかっている。

歌うと腹式呼吸をするためセロトニンの分泌も促され、ダブル効果になる。

音楽のジャンルは関係ないので、好みのジャンルでテンポを意識して選曲するのがいいだろう。

こうして人はストレスが癒（いや）され、安定した心を取り戻してリラックスできるのである。

疲労を抑える音楽の使い方

イギリスの脳科学者コスタスたちは、運動をするときに音楽を聴くと、疲労が抑えられることを発見した。

運動していると必ず疲れてくるが、この疲労感というのは、紛れもなく脳で感じている感覚である。すると自分の筋肉の疲労や呼吸の荒さといった身体感覚に意識が向かうようになる。そのようなとき、音楽は効果的な気晴らしとなってくれるのである。

好きな曲を聴くことによって、脳ではドーパミンが分泌され、ポジティブな感情が生まれてくる。そのポジティブな感情に集中することができるため、疲労感から気が逸れる作用があるのだ。

実際、音楽を聴きながら運動をしても、自律神経の機能自体は音楽を聴かないで運動をしたときと変わらなかったという。だから音楽による「ポジティブな感情」により、疲労感から気が逸れたためだ。

このように考えると、運動の疲労感から気を逸らすためには、景色のよいコースを走ったり、好きなウェアを着て走るといったように、ポジティブな気持ちになれる要素を工夫して取り入れることが、運動を続けるためには大切だということがわかる。

また、スケートの選手などが試合前に、イヤホンで自分の好きな音楽にじっと聴き入っていることがある。そうすることで集中力を最大限に高める効果もある。

さらに運動をするときに音楽を聴くメリットはテンポである。人は周りにあるテンポに合わせる性質があるため、運動をするときの足のテンポに合う音楽を選択することで、成果を上げることができる。

▼ワーク――マインドフルリスニング

マインドフルネスでは、音に意識を集中するやり方もある。マインドフルリスニングである。

「①一つの音に集中する」「②短時間で聴く音を切り替える」「③すべての音を同時に聴く」という3つのステップからなる。音源は次のサイトにあるので、興味ある人はやってみるといいだろう。

https://www.nhk.or.jp/kenko/atc_700.html（ＮＨＫ健康チャンネル「マインドフルネスめい想『音に耳を澄ますめい想』とは」より）

視覚——色や空間で心に訴える

赤いユニフォームは勝率が高い！

色は私たちの心に大きな影響を与えている。それは進化の過程で適応するために受け継がれてきたものもある。

イギリスの心理学者ヒルたちの研究によると、２００４年に開催されたオリンピックの格闘技（ボクシング、テコンドー、レスリング）の試合では、赤または青の防具やスポーツウェアが無作為に割り当てられていた。

すると赤を割り当てられたチームは、勝率が高く、特に対戦相手との実力が互角の場合には、色の効果が大きくあらわれたという。同じく、イギリスのサッカーの試合では、赤のユニフォームを着たチームの勝率が高いという結果もある。

その理由であるが、多くの脊椎（せきつい）動物では、身体が赤い色になるのは、オスの男性性や攻撃性に関わるテストステロンが高まっているサインになっている。

たとえばマンドリルのオスでは、社会的ランクの上位にいるほどテストステロンが多く、それは顔の赤みの強さにつながっている。赤みが強いことは、支配的で強さを示すシグナルだからである。だからマンドリルのオスは、自分よりも赤い顔をした個体との対立を慎重に避けている。

人間でも同じように、健康な人ほど血中酸素飽和度が高く、皮膚の血管が拡張しているため、皮膚が赤みを帯びていることもわかっている。このように進化的に、赤い色は闘争場面では優位に立つ色であることから、それを見た対戦相手は怯んでしまった可能性もある。

ついでにいえば、皮膚の色素の色（血液とメラニン）は、顔の見かけの健康、年齢、魅力に影響を与えている。

好き嫌い、快不快への作用

左右の位置と好き嫌いに関係があることもわかっている。

アメリカの心理言語学者カササントがおこなったユニークな実験（シマウマパンダ課題と呼ぶ）では、人型のあるキャラクターが下部に位置し、その上方の左右に正方形の空欄が描かれている用紙が参加者に配られた。

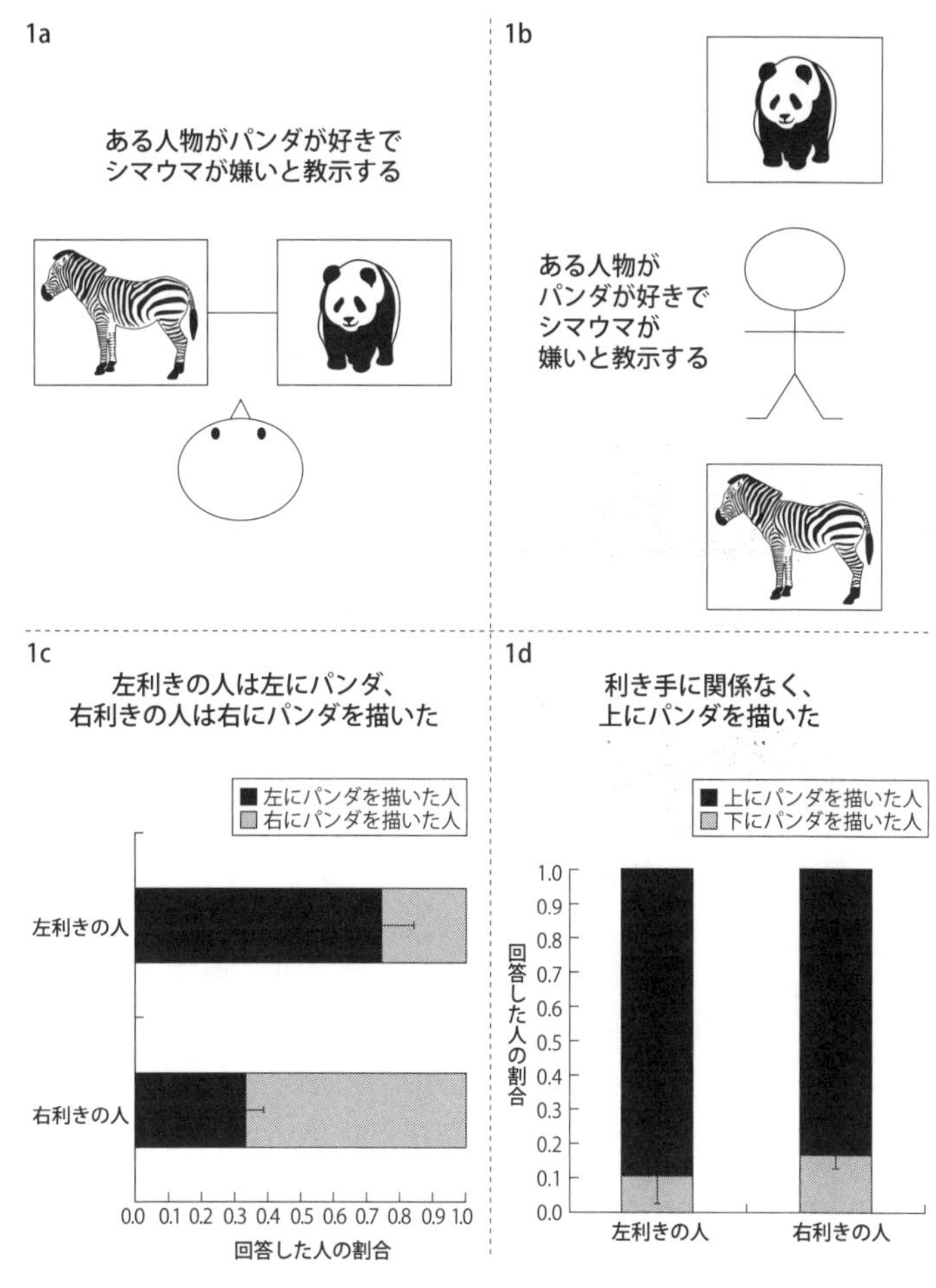

図23　左右と上下の空間の価値づけは身体を軸にしている

（Casasanto, D. (2009). Embodiment of abstract concepts: good and bad in right-and left-handers. *Journal of Experimental Psychology: General*, 138, 351.より引用）

そして参加者に、パンダとシマウマをどちらの空欄に配置するかを尋ねた。その際、そのキャラクターはパンダが好きでシマウマが嫌いという教示をおこなうと、参加者はシマウマを左側に、パンダを右側に配置する傾向が見られた（図23 左上）。もちろん、そのキャラクターがシマウマが好きでパンダが嫌いと教示すると逆の傾向になった。

その理由は、利き手のほうが、動きがスムーズにできて優位であるという無意識の認識をしているため、**好きな物を右側に配置したくなる**のだろうと考えられている。だから左利きの人は左にパンダを描く割合が高まった（図23 左下）。

同じことは上下方向でもいえる。**人は自分の身体の上側を快的な情動と結びつけ、下側を不快な情動と結びつけて認知している**のである（図23 右上と右下）。ところが上下の配置の価値付けは、利き手とは関係なかった。

キリスト教でもイエスの像や十字架はやはり高いところにある。「目上の人」という言葉が示すように、上は優位で権威を示す空間なのだ。そうだとすれば、背が高い人は低い人に対して優位に立つことになるだろう。

また著者が育った家では著者の父親はずっと神棚を高いところに据えつけて、毎日拝んでいたのを思い出す。なぜ手を伸ばさないと届かないような高いところに置くのだろう？と幼心に不思議に思っていたが、そういうことだったのかもしれない。

さらに、空間と身体の関係を見ていこう。

心理学者の永井聖剛（ながいまさよし）たちは、参加者が腕を大きく回した場合と、小さく回した場合を比べ、前者は後者に比べて、前例にとらわれない拡散的なアイデアがたくさん出てきたことを明らかにした。

その理由は、腕を大きく回すという身体の動作は、小さく回す動作に比べて、脳内の記憶システムで「広範囲・拡散的」という概念が顕在化したためだと考えられている。

私たちは普段、考えに行き詰まったりしたときには、考え方が狭くなり、認知的な視野狭窄（きょうさく）が起こっている。そのようなとき、**腕を大きく回す動作をすると、頭の中の視野を広げる効果が促される。**それによって普段だったら考えないようなことが思い浮かびやすくなった可能性がある。

同じように、喜びのようなポジティブな感情を感じているときには、空間的に視野が広がるが、逆に悲しみのようなネガティブな感情のときは、空間的に視野が狭まるという。

特に不安などのネガティブな気持ちのときというのは、野生動物にとっては、敵が襲ってくるかもしれない場面であり、そのようなときには、敵に焦点を合わせるために視野が狭まるからだろう。

マインドワンダリング中の「瞬き」

私たちは起きている時間の半分を、心ここに在らずの状態で過ごしている。これをマインドワンダリングという。このとき、意識は自分の頭の中を彷徨っていて、「これから何をしようか」「あんなことを言ってしまって怒っていないかな」などと自分の内面に意識が向かっている。

このとき、人は無意識のうちに「瞬き」を多くしていることもわかってきた。マインドワンダリングの状態は、視覚的に情報を取り入れる必要はなく、むしろ内省するためには視覚刺激は少ないほうが、意識が内面に向かいやすい。

皮膚感覚の場合は普段の刺激が少ないため、自分自身に触れることで、意識が内面に向かうようになるが、視覚の場合は普段の刺激が多すぎるため、身体は自然に瞬きを多くすることで視覚情報を抑制して、思考を内省に向かわせようとしているようだ。

▼ワーク――「見ること」と「見えること」を区別する

視覚的に緊張を解いて見ることができるためには、「見ること」と「見えること」を意識するワークが役に立つ。「見る」ことは能動的な行為であるのに対して、「見えること」は受動的な行為でもある。つまり「見る」ことは情報を獲りにいく心の姿勢と関係があるが、「見えること」は視界に入ってくるような見方の違いであるといえる。

たとえば緊張や不安が強い人というのは、他者の視線を過剰に意識してしまい、結果的にそれに圧倒されてしまい、不安や緊張を強めてしまう。そうしたとき、自分の意識は見る対象に向いている。そうではなく、視覚野がある後頭部のあたりに意識を置いて見るようにすると、「見えている」状態になる。

こうすることで、**全体を景色のようにぼんやりと見ることができ、リラックスして話をすることができる**ようになる。

味覚──味が導く心理

味が持つ秘密

味覚には、甘い、苦(にが)いといった情報を認知する認知的な側面と、おいしい・まずいといった情動的な側面がある。普段の食事では、複雑に混じりあった味のものを食べているため、味の詳細な分析はむずかしくても、おいしい・まずいといった判断は瞬時にできる。

インドのマーケティングを専門にしているバトラたちは、**辛(から)くスパイシーな食べ物を日常的に食べている人ほど、攻撃的な性格傾向が強い**ことを明らかにした。さらに辛い食べ物を食べると、攻撃的な言葉が頭に浮かびやすくなり、他者を攻撃したくなる気持ちが高まることがわかった。

実際に辛い食べ物には、その成分であるカプサイシンが多く、それは不快感を引き起こす。この不快な生理的反応が引き起こされるために、攻撃性が引き出されたのだと考えられている。

それでは甘い味はどうだろうか。西欧の恋愛小説や映画などで、恋人を「マイ・スウィート・ハート」「ハニー」「シュガー」などと呼ぶことがある。

実際に甘い水を味わってもらうと、そうでない場合に比べて、相手に親和的になったり、プラスの効果をもたらすという。**瞬間的に甘い物を味わうだけでも、人との協調性が増加したり、相手との親密さが強まる**といった作用もある。

ただしこれらの関係については、甘いという味覚と親密さに関係があるためか、あるいはメタファー（隠喩）として言葉と感情が結びついているからかはわかっていない。

逆に、愛情などの感情を感じたときに、口にする物の味が変わるということもあるだろうか。その点についてシンガポールの心理学者チャンたちは、実際に愛や嫉妬を感じると味に違いが出るか、実験をおこない、「愛は甘さと関係し、嫉妬は酸っぱさと関係する」という仮説を検証した。それは英語にも、嫉妬心をあらわす言葉に、「酸っぱいブドウを味わう」「嫉妬を伴う苦さ」「感情的な酸」などの表現があるからである。

実験の結果、愛を感じるように誘導された参加者は、嫉妬や幸せを感じるように誘導された参加者よりも、さまざまな味覚の物質（甘酸っぱいキャンディ、ほろ苦いチョコレート、蒸留水）をいずれもより甘いと評価することがわかった。しかし、嫉妬を感じるように誘発された場合は、そのような味の変化は起こらなかった。

つまり**愛を感じることと、甘さの判断との間にだけ関係がある**ことがわかったのだ。その効果は、神経によっても媒介（ばいかい）されるようだ。その理由は、愛の感情と甘さの感覚では、どちらも共通した報酬回路がはたらくからだ。

報酬の期待に関与する領域である前帯状皮質（ぜんたいじょうひしつ）は、ロマンチックなパートナーの写真を見るときにも、甘さを感じるときにも活性化される。したがって、愛を経験すると、前帯状皮質が甘味に関連する表現を活性化し、それによって、外部から実際に甘味の刺激がなくても、甘味を強める可能性があると考えられている。

では、そもそもなぜ神経回路が愛と甘さで共通しているのだろうか。

それは、母親の母乳の味と関係しているからだと考えられている。母乳は一般的に甘く、赤ちゃんは母乳の甘さを味わうと同時に、母親から愛情を受け取っている。そしてそれらが条件づけられた結果、愛の感情と甘さの関係が成立するのだと考えられている。

次に苦味について見ていこう。

アメリカの心理学者エスキンたちの実験では、参加者に苦い飲み物、甘い飲み物、水のいずれかを口にしてもらい、次に道徳的に逸脱した行為（賄賂（わいろ）をもらう、図書館の本を盗むなど）に関する文章を読んでもらった。そしてそれぞれの行為が道徳的にどのくらい間違っているか、評定してもらった。

すると、苦い飲み物を飲んだ人は、他の２つの条件よりも、道徳的に逸脱した行為を厳しく評価することがわかった。さらに嫌悪感を感じやすい人ほど、そのような傾向が強いこともわかった。

その理由は、進化的に見ると不快感は、（道徳的な逸脱行為に対する）嫌悪感の起源だからである。それゆえ、**苦い味を感じて生じた不快感が、異なる次元の感情に波及して、嫌悪感も増幅させた**のだと考えられている。

▼ワーク――一粒の干しブドウの練習

ジョン・カバット‐ジンはマサチューセッツ大学医学部の教授で、ストレスクリニックを開くボディワーカー（ボディワークの実践をおこなう人）の一人である。

彼のクリニックでは瞑想を取り入れている。瞑想の体験では、参加者たちに一粒の干しブドウをじっくりと時間をかけて味わう体験をさせる。練習では、むずかしい瞑想の話はしない。干しブドウを見て、さわって、においを嗅いで、意識を集中してゆっくりと口元に運び、その間に唾液が分泌されるのを感じる。そして口に入れる。

普段は無意識に食べているものをゆっくり味わうのである。

私たちは普段干しブドウを食べるとき、無意識にガバッと口に放りこんで、新聞を読んだりテレビを観たりしながら何となく食べていることが多いのではないだろうか。それと同じように、毎日の生活も、忙しさのあまり「いま」という時点にとどまろうとせずに、人生の大事な瞬間の数々を忘れているのではないだろうか。この瞑想の目的はそのことに気づいてもらうことである。

人生は「いま」の瞬間の積み重ねなのだから、それをたくさん失うということは、自分の人生そのものを失うことになる。つまり、**「いま」に精神を集中させる練習**なのである。

まず干しブドウの練習を通じて、精神を集中させることが魔法でも何でもないことを理解してもらい、次に呼吸へと精神を集中していく。

この練習は、五感を取り戻すことを目的としたものではないが、五感が鈍くなった現代人が、もう一度身体の感覚に注意を傾け、身体に耳を傾けることの重要性を指摘し実践している点で、参考になるだろう。

第4章

内臓からの声を聴く

「内受容感覚」と心のつながり

内臓と脳をつなぐ迷走神経

この章では、生物としてもっとも古い感覚であり、人の心のもっとも深い部分である感情や気分などと関連を持つ、内臓の感覚について見ていきたい。

内臓と脳をつないでいるのは迷走神経である。**迷走神経は、脳幹から直接、さまざまな臓器に届き、副交感神経、つまりリラックスさせる機能を持つ自律神経**である。そして迷走神経で注目すべき点は、その8割が求心性である点だ。

求心性神経というのは、臓器から脳に行き、その状態を脳に知らせる神経である。だから**内臓の状態は、脳に刻々と入っていき、脳に大きな影響を与えている**のである。

生理学的に分類すると、**身体感覚は内受容感覚といわれる**が、これはイギリスの生理学者でノーベル賞を受賞したチャールズ・シェリントンの造語である。彼は感覚を機能的に分類し、外受容感覚（exteroception）、固有感覚（proprioception）、内受容感覚（interoception）

の3つに分類した。

「外受容感覚」は、いわゆる五感のことで、視覚、聴覚(ちょうかく)、触覚(しょっかく)、嗅覚(きゅうかく)、味覚といった、身体の表面部分で外界を捉える感覚である。

「固有感覚」は、骨格筋の紡錘(ぼうすい)細胞、ゴルジ腱(けん)器官、耳石(じせき)器などから生じ、身体の動きの速度、向き、骨格筋の緊張、平衡感覚などの総称で、身体各部の運動や位置などを感知して、運動の調節や体位の維持などに関わる感覚である。

「内受容感覚」とは、心臓、頸(けい)動脈、大動脈の感覚などで、内臓や血管の状態の知覚に関わっている。心拍や血圧、呼吸などの変化の受容にはこの感覚が主に関わっている。感情に伴う身体の反応の多くは、この内受容感覚器が反応している。

いずれにしても、進化的には古い経路である、**心臓や消化器官、血管と脳をつないでいる迷走神経が伝えているのが内受容感覚**である。

この内受容感覚は、心とどのように関わっているのだろうか。

「我感ずる、ゆえに我あり」

フランスの哲学者デカルトは、「我思う、ゆえに我あり」と有名な言葉を残している。

「思う」とは「考える」ことであり、すべての物事を疑っても、考える自分自身が存在することは疑いようがない事実であることから、人間を考える主体であると定義した。

それは理性を中心とした西洋の近代化にとって、現在に至るまできわめて大きな精神的な支柱となっている。

しかし、生態学者の今西錦司や、哲学者の西田幾多郎によると、それは間違いであり、「我感じる、ゆえに我あり」だと主張した。

今西は「手をぶつける、痛い、だから我感じる、ゆえに我あり」と述べた。そして「そういうふうに言い換えれば、自然と人間が共にあって、同じものからだんだん進化してきた。だから人間と自然の中の事物は、すべて一つのものから出てきたということがわかるんだ」という。

つまり人間を、頭だけでなく身体をもって感じる存在と捉えた。**人間は頭だけではなく、身体で物事を感じ、判断している。**これはまさに東洋的な思想に根ざしている。「我」を自然から切り離すのではなく、自然と一体化して生きている存在であることを前提にしている。

最近、フランスの神経科学者アザリニたちは、情動や自己意識に関わる内受容感覚からの信号が脳に伝わって内受容感覚が知覚されることで、一人称的視点がつくられると主張

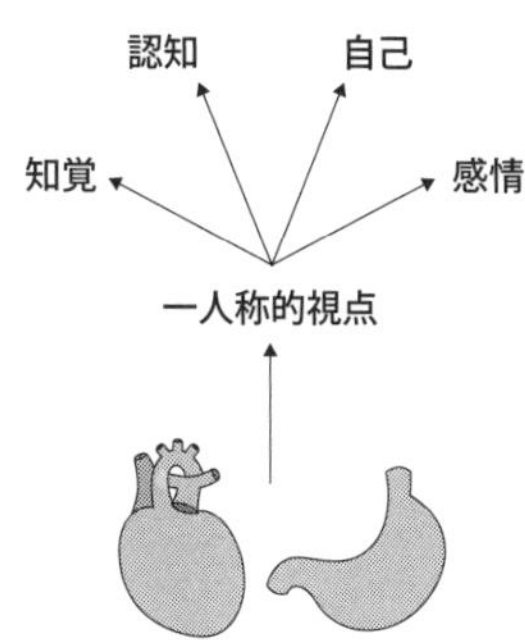

図24　内臓の感覚が「一人称的視点」を生み出し、そこから自己や知覚・感情などの心理的機能が生まれる

（Azzalini, D., Rebollo, I., & Tallon-Baudry, C. (2019). Visceral signals shape brain dynamics and cognition. *Trends in Cognitive Sciences*, 23, 488-509.より引用）

している（図24）。

一人称的視点というのは、「見ている」「感じている」「考えている」のは他人ではなく、紛れもない「私」であるという感覚だ。

そんなのは当たり前だと思われるかもしれない。しかし、たとえば「離人感・現実感喪失症」という症状は、そのような感覚が希薄になって、自分の生活が外から観察しているように感じられたり、自分が外の世界と切り離されているように感じられることだ。

このような症状は、強いストレスを受けたりすると、誰でも起こり得る。自分が自分でないように感じたり、自分が肉体の外にふわふわ浮遊しているような感覚である。

つまり、**心臓や消化器官などの身体内部の感覚が迷走神経を伝って脳に届くことで、一**

人称的視点や身体的自己がつくられていくというのである。

どういうことか、細かく説明すると、私たちが何かを見たり聞いたり触れたりすると、大脳の帯状皮質（たいじょうひしつ）や腹側前頭前野（ふくそくぜんとうぜんや）は、身体内部の変化を予測するための信号を出す。そして実際に身体から送られてきた情報が「島（とう）」（島皮質（とうひしつ）——大脳皮質の一領域）に届くと、それらの誤差を検出する。

この誤差が小さいほど、内臓の状態がよく予測できているということになる。さらにこの誤差が小さく精度が高いと、自分がここに存在しているといった「自己存在感」や、自分の意思（いし）で能動的に感じたり、考えたりしている感覚である「自己主体感」といった、一人称的視点を持つための基盤がつくられるのだ。

たとえば、前にも取りあげた、くすぐったさにも当てはまる。くすぐったい感覚は、基本的には他者からくすぐられることが必要である。そのため自分で自分をくすぐると、「自分で指を動かす」動作による感覚と、くすぐられた皮膚上で生じる感覚が一致している。そのため、あまりくすぐったく感じない。

ところが、ある装置を使って、自分をくすぐる手の動きから、くすぐる刺激を与えるまでの時間を遅らせてみると、その遅れが大きいほどくすぐったく感じるのだ。

これがその誤差である。その誤差が小さいほど、「自分で生み出した感覚である」と脳は認識する。

それが自己主体感になる。そして、それが自己存在感や一人称的視点につながっていく。

この一人称的視点というのはきわめて大切なことなので、もう少し詳しく説明させていただきたい。

私たちは、自分の身体とどのような関係性を持っているだろうか。多くの場合は三人称的視点になっていると思う。自分の身長や体重を数字で把握したり、血圧や体脂肪など身体の内部も外側から客観的に捉えようとする。

このような視点は科学的な視点でもあり、主観を交えずに数字で客観的に身体を見る見方もまた重要であることは間違いない。

しかしそのような見方ばかりに重きを置いてしまうとどうだろう。先に述べたように、自分の身体を所有しているという感覚が増してくる。そして人間にとって本質的な「感じる」という内側のはたらきが希薄になっていくことになる。

人間にとってこの当たり前の感覚である「主体としての私」の経験は、生き生きとした体験を生み出すためには必要不可欠なのだ。

「失感情症」になる人が増えている

国立精神・神経医療センターの守口善也（もりぐちよしや）は「心身症とアレキシサイミア」（「心理学評論」57巻）に次のように書いている。

「『幸せなら手をたたこう』という歌がある。『幸せなら手をたたこう　幸せなら手をたたこう　幸せなら態度でしめそうよ　ほら　みんなで手をたたこう』という歌詞の童謡で、世界中に浸透している。実は英語では、冒頭の『幸せなら手をたたこう』の部分は"If you're happy and you know it, clap your hands."で直訳すると『あなたが幸せで、それをあなたが知っているなら、手をたたこう』である。なぜわざわざ自分が幸せである事をあえて知らなければならないのか？　『幸せである』ということ一つとっても、それに『気づく』ということはさらに重要である、というメッセージが、この非常に有名な童謡にも込められているように思える。そして、このような考え方は西洋においては特に重要視されている」

自分の情動の状態をきちんと意識しているというのは、実は人間ならではの認知的な作業が必要なのであり、当たり前のことではない。たとえば英語では、「I am angry」（私は怒っている）と「I feel angry」（私は怒っているのを感じている）は、自分を客観視できているか否（いな）かに関わる重要な表現の違いとなっている。

先に「我感じる、ゆえに我あり」と述べたが、西洋で重視される「自己」のはたらきがあるからこそ、自分の気持ちに「私が」気づいているとわざわざ述べるのである。

最近、感情を生き生きと感じることができない病気「失感情症（アレキシサイミア）」になる人が増えている。これはアメリカのシフネオスが提唱した言葉で、「alexithymia」というギリシャ語がもとになっている。「a」は欠乏、「lexis」は言葉、「thymos」は感情を意味する言葉である。

たとえば、嫌なことでも嫌とはいえずに我慢して黙々とこなし、自分の本当の感情を押し殺して生活している人がいるとしよう。すると「嫌だ」という感情や本能をつかさどる脳の部位（大脳辺縁系）と、「我慢しなくてはいけない」といった理性や知性をつかさどる部位（大脳新皮質）との間に矛盾（むじゅん）やズレが生じる。

これらのズレが神経生理学的な乖離（かいり）を生み出す。それが習慣化すると、ついに本当の感情を感じられなくなってしまう、と考えられている。

アレキシサイミアには以下のような特徴がある。

①感情を身体で表現するのではなく、そのときの出来事を客観的に報告する。たとえば、

好きな野球のチームが勝っても、「やったー！」と喜びを表現する代わりに、「9回裏にホームランで逆転勝ちした」という事実を淡々と話す。

②日常生活で「過剰適応」にある人が多い。過剰適応というのは、自分の考えや感情を押し殺して、周囲の人に合わせて行動してしまうことである。言いたいことがあっても、周りの人に嫌われるのをおそれて、ついつい皆と同じ行動をとってしまう。過剰適応の人は、自分の心を見つめることが苦手なため、周りに機械的にはたらきかけることが多い。またストレスを発散できず、過剰適応に常に置かれている緊張から解放されるために、お酒を飲みすぎて、潰瘍(かいよう)や慢性膵炎(すいえん)になるような人が多い。

感情を体験したときに、それに気づいて表現することは、ストレスの発散作用を果たしている。ところがアレキシサイミアのようにそれができなくなると、ストレスが言葉で発散できない分、身体の症状として表現されるようになり（身体化）、その結果として心身症につながると考えられている。

前出の守口の「心身症とアレキシサイミア」（「心理学評論」57巻）によると、「もの言わぬは、腹ふくるる業(わざ)なり」ということわざがあるが、脳機能の研究からもそれは裏づけられているそうだ。たとえば、不安や恐怖などの情動と関わる扁桃体(へんとうたい)は、脳の情動反応の中枢(ちゅうすう)と考えられているが、自分が感じている情動を言葉にして名前をつけると、扁桃体の反応が低下するという。

さらに失感情症のようになってしまう要因として、親の養育態度も注目されている。過干渉で怒りなどのネガティブな感情をあらわすことが多く、子どもに対して受容的でない家庭では親が、子どもが感情を表現したことに対して、叱りつけたり怒鳴ったりして抑えつけようとしてしまうのだ。

すると子どもは自由な感情の表現が許されず、抑えこむようになる。そして徐々に「自分の感情は間違っているんだ」「自分の気持ちを抑えて親が喜ぶような表現をしないといけないんだ」と考えるようになり、徐々に身体と心のつながりが離れていってしまった結果なのであろう。

身体心理学者が身をもって証明したこと

では、中世のルネサンスの時代のように、私を取り戻し、世の中に主体的に関わって生きていけるためにはどうしたらいいだろうか。

生理学でも感情と関係が深い神経ネットワークは、内受容感覚を受容する神経と、ほぼ共通していることがわかっている。たとえば、フランスの神経学者ルドルフの実験では、自身が経験した悲しみや怒り、喜びのエピソードを想起してもらったところ、内受容感覚に関わるのと同じ脳部位（帯状皮質、二次体性感覚皮質、島皮質、脳幹被蓋）で、同じ活性・不活性のパターンを示していた。

このことから、私たちは感情を体験する際には、身体の状態を参照していると考えられている。

また、たとえば著者の師匠であり、身体心理学の創始者の春木豊は、脳梗塞のため亡くなったのだが、晩年、入院中にこんなエピソードを披露してくれた。「左脳に梗塞があるから身体の右側の感覚がないし、動かすこともできないんだ。だから、おかしいことがあって笑っても顔の右半分は動かないんだ。そうすると不思議なことにおもしろさも半分しか感じないんだよ」と。

身体心理学の創始者が、身をもってその正しさを証明してくれたわけだ。

不安傾向な人へ、うつ傾向な人へ

このように、内受容感覚は心のはたらきにとってとても大事なものである。そのため、できるだけそれを生き生きと感じるように身体の内側を感じることが大事なのだ、という結論になりそうだ。

多くの読者の方はそう思うだろう。著者も最近まではそう思っていた。身体感覚を覚醒させることが大事なんだと。

しかし話はそう単純ではなかった。身体感覚にはポジティブなものとネガティブなものがあるからだ。だから**漠然と身体感覚を覚醒させることは、ネガティブな側面も増幅してしまうことになる**のだ。

ドイツの心理学者シャンドリーは、内受容感覚の敏感さを測るために、自分の心拍数を数えさせ、それを実際に心拍計で測った数値と比べて、正確さをその指標とした。すると**内受容感覚が敏感な人は、そうでない人よりも、不安が強く、情緒不安定な傾向が強い**ことがわかった。

同じように恐怖症やパニック障害の患者なども心拍を鋭敏に感じている。その後の研究でも、**不安が強い人は、一貫して心拍に鋭敏**であることがわかっている。つまり、不安が強い人は、自分の身体感覚を鋭敏に感じすぎてしまうため、心拍が少し変化しただけで「こんなにドキドキしている。これは不安の合図なんだ」と思ってますます不安になってしまうのだ。

そして自分の身体の変化に常に意識を向けるようになり、ちょっとした変化も鋭敏に感じ取ってしまい、パニック発作を起こしてしまうのだ。

そのように考えると、内受容感覚に鋭敏すぎるとかえってよくないこともあることがわかる。

一方、**うつ傾向の強い人は、健常者よりも心拍の知覚の敏感さが少ない**こともわかっている。つまり身体感覚が鈍くなっているのだ。

そこでうつ傾向の強い人は、内受容感覚の認識能力が低下していたり、内受容感覚と外受容感覚のアンバランスがあるため、**本来であれば喜びや嬉しさといったポジティブな感情に伴う身体感覚を知覚できなくなってしまうことで、うつ状態が生じている**とも考えられている。

たとえばうつ病の人が持ちやすい症状である、無快感症というのは、身体の覚醒レベルが上がったとしても、その知覚がうまくできない。そのため、喜びや幸せなどのポジティブな気持ちを感じにくくなってしまっている。

このように私たちは身体の反応に注意を向けることで、ネガティブな感情もより強く感じてしまい、不安傾向が強まってしまうようだ。

それに対して、抑うつはそれを十分に知覚できないことが問題である。したがって、それぞれ逆のことをするようにすれば治療につながると考えることができる。

実際の研究では、不安の患者に対して、不安が強まる場面に遭遇した際に、心拍数の上昇や呼吸の浅さといった身体反応に向きがちな注意を、その場面の状況やおこなうべき課題というように、外的な環境に意識の向き方をかえる課題集中トレーニングをすると、不安が低下する効果が認められている。

なぜ自分と他人の区別ができるのか

私たちが他者とは異なる「自己」の感覚を持ったり、「私が見ている」といったように一人称で五感を知覚できるというのは、考えてみれば不思議である。

さまざまな研究によると、そうしたことができるようになるのは、**幼少期の親子の身体接触などの、近接したやりとりが内受容感覚を育てるために大きく関わっている**と考えられている。

赤ちゃんは、自分の体の内部のもやもやとして曖昧(あいまい)な感覚をきちんと認識できず、漠然とした快(かい)―不快といった感覚を感じている。そして空腹だったり、尿意だったりといった不快な感覚だと判断すると、それを「泣く」ことであらわし、不快を取り除いてもらおうとする。

そして、それに対して親が抱っこして背中をトントンしたり、ぎゅっと抱きしめたりすることで、赤ちゃんは皮膚で親の身体といった外部からの情報を感じると同時に、自分の身体内部の状態が調整され、安心することになる。

こうした身体接触の経験によって、外部からの触覚の経験が、内受容感覚に統合されていくことになり、内受容感覚の発達を促すのだと考えられている。

さらに、抱っこだけではなく、赤ちゃんを立って抱いたり、抱きながら歩いたりするともっと泣きやむ経験をした人も多いだろう。そうすることで赤ちゃんの前庭(ぜんてい)感覚（平衡感覚）も刺激され、神経系が落ち着いてくるのだ。

これも狩猟採集生活で常に歩いて移動していた時代の記憶が身体に残されているからだろう。

そして発達するに伴い、身体接触を伴うやりとりは、触覚以外の感覚も関与して複雑化してくるため、内受容感覚を感じることは、多様なシステムを統合した、より洗練されたものに発達していく。

著者はコロナ禍による自粛期間中、大学の授業はすべてオンラインになり、毎日数時間はパソコンを前に授業をすることになった。そして授業が終わると、翌日の授業準備のためにさらに数時間、パソコンで作業を続ける生活を余儀なくされた。

このような生活を送っているうちに、次第に現実感が失われていく恐怖を味わった。毎日、単調な生活を送り機械的な作業をすることに追われて日々を過ごしているのは、なんとも味気ない生活であり、毎日の暮らしに彩り（いろど）がなくなってしまったような感覚に襲われたのだ。

幸い著者は心理学を専門に勉強していたため、これはうつ病の前兆だと察し、このままではうつ病になってしまうと危機感を抱いた。そしてなんとか現実感を取り戻そうと、身体を動かしたり、五感を覚醒させる生活を意識的にすることにした。

毎朝、30分はジョギングをして、外の空気に肌を晒（さら）すと、心が生き生きと動いてくるのが感じられたり、また身体が汗ばんでくるのを感じると、生きている身体を実感できたのだった。

腸内細菌が心を変える

「腸は第2の脳」

ここまでは主に、内受容感覚に注目して、それが心に及ぼしている影響について見てきた。次に、まったく異なる視点から、内臓が心に及ぼす影響についてさらに見ていこう。腸内細菌と心の関係である。

人は誰でも一人一人の性格が異なるように、腸内細菌叢（さいきんそう）（腸内フローラ——腸内に棲（す）んでいるお花畑のように見える細菌の集団）も異なっている。そして興味深いことに、それを入れ替えると性格まで変わってしまうことがわかってきた。さらに自閉スペクトラム症（ASD）には特有の腸内細菌叢があって、そこに健常者のものを移植すると、症状が改善されるという。

またある種の腸内細菌は、腸の迷走神経を通じて脳の視床下部（ししょうかぶ）に届き、そこでオキシトシンの分泌を促すことまでわかってきた。

脳腸相関、あるいは「腸は第2の脳」という言葉がある。

腸内細菌が心に影響を与えていることをはじめて明らかにしたのは、スウェーデンのカロリンスカ研究所とシンガポールのジェノーム研究所のチームだった。チームは、通常の腸内細菌を持つマウスと、持たないマウスを比べたところ、後者は攻撃的で危険な行動が多いことがわかった。

腸内細菌を入れ替えると

カナダの生物学者ベルチックたちは、マウスの腸内細菌を入れ替えると性格が変わってしまうことを突き止めた。マウスにもいろいろな性格の個体がいるが、まず性格が活発な個体を掛けあわせていき、非常に活発な「活発マウス」をつくり、同様の方法で、「臆病(おくびょう)マウス」をつくる。

その後、それぞれのマウスから生まれた子どもを2つのグループに分け、一方には別の性格の腸内フローラを移植した。そして5センチの台の上に乗せて、降りてくるまでの時間を測った。

「活発マウス」は平均17秒で降りてくるのに対して、「臆病マウス」は5分経っても降りられないのがふつうである。

腸内細菌を入れ替えたマウスはどうなったかというと、図25のように、それぞれの腸内細菌をもともと持っているマウスの数値に近い値になったのだ。そして同時に、マウスの脳の神経細胞を活性化させるタンパク質（脳由来神経栄養因子）が変化したことも確かめられている。

これらのことから、腸内細菌が迷走神経を伝って、脳に伝わり、脳自体を変化させたのだと考えられている。

驚くべきことに、このような現象は人間にもある。

アメリカのウーク・カングたちは、ＡＳＤの人が、下痢などの腸の不調を起こすことが多いことに着目し、**腸を健康にすればＡＳＤの症状がよくなるのではないか、**という仮説を立てた。

まずは診断のある18人のＡＳＤ（7～17歳）の児童に、抗生物質を飲ませ、すでに存在している腸内細菌を下剤をかけてすべて排出させたあと、健康な人の大便から分離してきた細菌をカプセルに入れて投与した。

すると2年後には、専門家によって診断されたスコアに、明確な改善が認められた。

一般的に乳酸菌のような善玉菌は腸内環境をよくしてくれることが知られているが、特

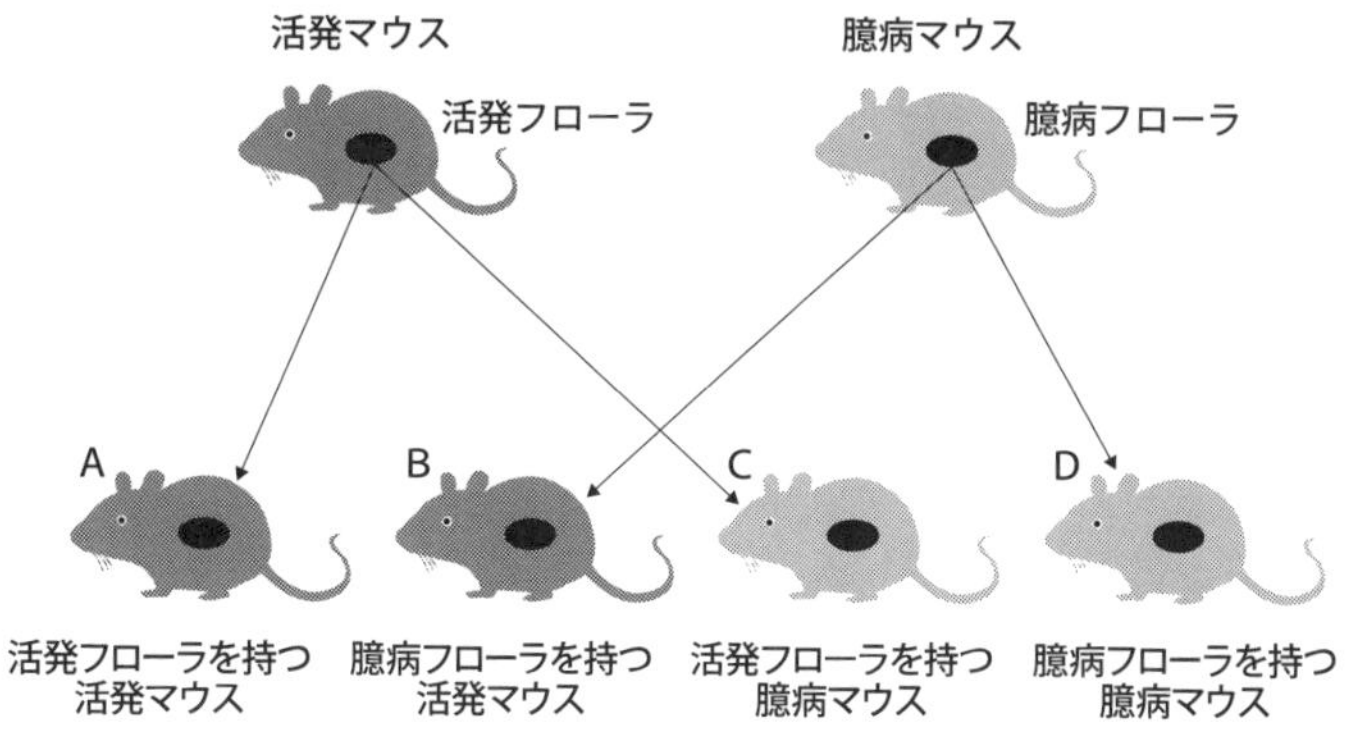

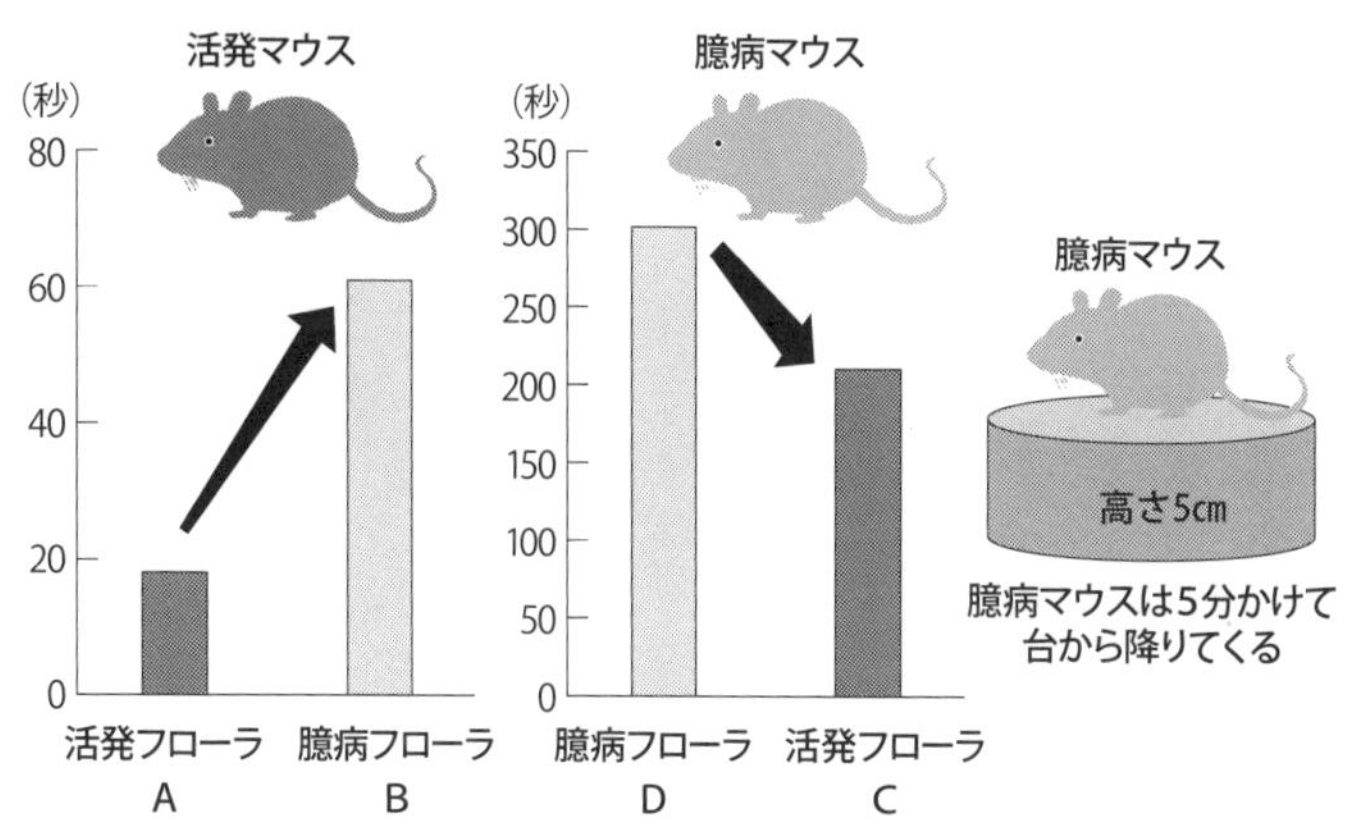

図25　腸内細菌を入れ替えると性格が変わる

（くにちか内科クリニックHP（https://kunichika-naika.com/information/hitori201605より引用）

にロイテリ菌は、腸管に届いている迷走神経の末端を刺激して、脳に届き、脳からオキシトシンの分泌を促すことから、ＡＳＤに効果があると考えられている。

第5章

本物の絆をつくる身体

同調する身体

同調現象が起きる理由

人と話をしているときに、気づかないうちに相手と同じ姿勢やしぐさをしていることがよくある。話している二人の人を観察していると、二人がまるで鏡に写っているかのように頬杖をついていたり、一方がふんぞり返っていると、もう一人も同じ姿勢をとっていたりする。一方が足を組みかえれば、もう一人も足を組みかえるというように。よく観察していると、話に夢中になっている人たちや、親密なカップルほどそのような傾向が強いようだ。

このように、相手と同じ行動やしぐさを、自分でも気づかないうちにとっていることがよくある。これを心理学では、「同調」とか「引きこまれ」といったりする。

進化的に見ると、このような同調行動は、さまざまな動物にも見られる。たとえばカエルやコオロギの鳴き声が一斉に同期したり、蛍の光の点滅のリズムが、最初はバラバラだったのが次第に合ってきたりする。

人間でもコンサートの最後のアンコールの拍手が、次第に同期して一つのリズムになったり、吊り橋を大勢の人が渡っていると、横揺れが発生してそれが次第に大きくなっていく現象も知られている。

生物は周りのリズムに自らを同期（シンクロ）しようとする生き物なのだ。私たちが最初に感じるリズムとは、母親の心拍である。お腹の中で心拍が聞こえて、はじめてリズムというものを認識する。生まれてから成長していくにつれて、リズムは手足のさまざまな振動などを通じて複雑なものになっていく。そうやって脳はリズムを理解し、身体の動きはリズム感を形成してゆく。

では、どんな行動が移りやすい（同期しやすい）のだろうか。あくびはよく移るといわれる行動の一つであるが、本当にそうだろうか。

アメリカの心理学者プロヴァインは、人があくびをしているところ（10秒程度）を、30回連続して呈示するビデオを参加者に見せた。あくびと比べるために、笑顔についても同様のビデオを見せ、参加者への移りやすさを比べた。

実験の結果、参加者たちは、あくびの映像を見ているときにはあくびが多く出るが、笑顔を見ているときにはあくびをすることは少なかった。あくびはやはり人から人へと移りやすいといえそうである。

では同調現象が起こっているとき、身体にはどのようなことが起こっているのだろうか。

社会心理学の内藤哲雄（ないとうてつお）はボクシングの試合の映像を参加者に見せ、参加者の腕の筋電位を測定した。このとき、一方の選手を応援させると、その選手のパンチをくり出す腕の動きに合わせて参加者の腕の筋電位が変化することを見出した。

このことから、**人は他者に対して興味や関心を持っているときには、その人の動きにつられやすい**ことがわかる。

脳の「ミラーニューロン」反応

このように、他の人が何かをやっているのをただ見ているだけでも、その人の筋肉の活動部位とまったく同じ筋肉が活動している。これは脳のレベルでも起こる現象である。

ある人が何かをやっているのを見ているだけで、その人と同じ脳の部位が活動するのである。これを「ミラーニューロン」という。

このような傾向は、生まれながらに誰もが備えている特徴である。

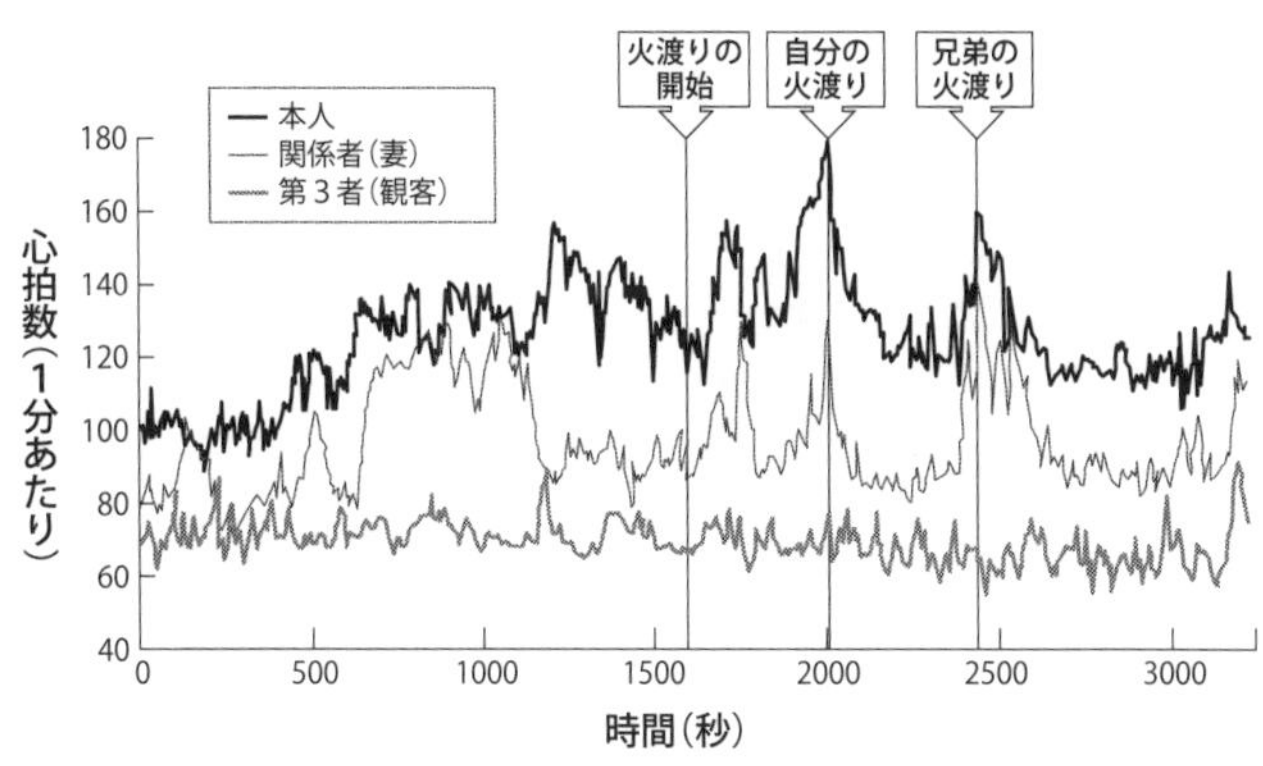

図26　火渡りの儀式における「本人」「関係者（妻）」「第3者（観客）」の心拍の同調

（Konvalinka, I., Xygalatas, D., Bulbulia, J., Schjødt, U., Jegindø, E. M., Wallot, S., ... & Roepstorff, A. (2011). Synchronized arousal between performers and related spectators in a fire-walking ritual. Proceedings of the National Academy of Sciences, 108, 8514-8519.より引用）

さらに興味深いことに、このような現象は集団でも起こる。

デンマークの人類学者コンバリンカたちは、スペインに伝統的に伝わる「火渡りの儀式」を題材にして、「Ａ：火渡りをする人」「Ｂ：火渡りをする人の家族」「Ｃ：無関係の観客」の３グループの人たちの心拍を測定した（図26）。

その結果、ＡとＢの心拍は、強く同調することがわかった。Ａは実際に火渡りをする人で、Ｂはそれを見ている家族なので、ＡとＢの身体の動きはまったく異なるにもかかわらず、心拍は同期していたのだ。それに対してＡとＣは同期していなかった。これはつまり、共感という気持ちが同期を促していたといえる。

社会的な動物である人間は、他の人の真似をするようにできている、いや、もっと正確にいえば、**意図せずに同じ行動をとってしまうようにできている**のだ。

集団行動をすれば、一人で生きるよりも、多くのモノや情報を得ることができるし、仕事を分担することができるし、生き延びるのに好都合だったのだろう。

しかし同調は、残念ながらオンラインではあまり起こらない。**同じ空間で同じ空気を共有しているからこそ、同調する**のだ。だから私たちは、音楽のコンサートやライブなど、DVDやCDで視聴すれば楽しめるはずなのに、わざわざ足を運ぶ。それは歌手やアーティストと身体の同調を求めていたのだ。

さらに触れることで心拍や呼吸のリズムの同調が強まることもわかっている。イスラエルの心理学者ゴールドスタインたちは、恋人同士に参加してもらい、一方に電気ショックで痛みを与えた（図27）。

そのとき、相方が手を握る場合と握らない場合で、心拍や呼吸のリズムがどの程度同調するか、測定した。するとタッチをすると二人の間でそれらのリズムが強く同調することがわかった。

特にパートナーの共感の気持ちが強い場合は、同調も強くなり、タッチをすると電気

痛みあり

触れていると
一方に痛みを与えても同調する

痛みなし

触れて
痛みがなければ強く同調する

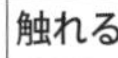

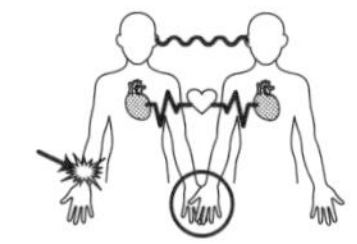

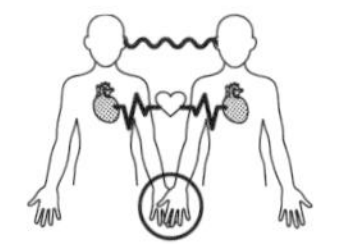

触れていないと
一方に痛みを与えると同調しない

触れなくても
痛みがなければ弱く同調する

触れ
ない

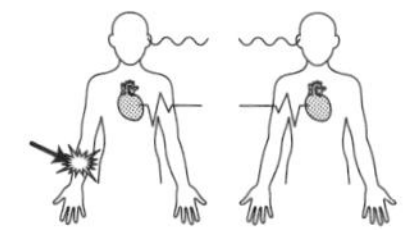

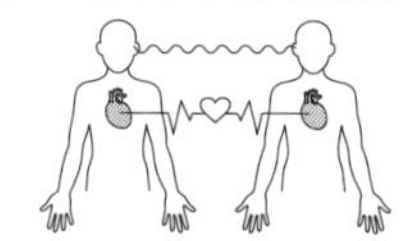

図27　二人が触れるだけで、心拍と呼吸のリズムが同調する

（Goldstein, P., Weissman-Fogel, I., & Shamay-Tsoory, S. G. (2017). The role of touch in regulating inter-partner physiological coupling during empathy for pain. *Scientific reports*, 7, 1-12.より引用）

ショックの痛みも半分程度に減ることもわかった。

しかしたとえば満員電車の中で近い距離にいるとか、そこで誰かと視線が合うといったことだけで同調するわけではない。**互いにコミュニケーションしようとする意図を持っている二者が近づいたり触れたりすることで生じる**ことである。だから、単に近づけば磁石のように自動的に神経が同調するということはない。

高い共感能力がなせる技

このような身体の同調は、相手の気持ちを読んで、自分も同じ感情になる「共感」のために必要だったと考えられる。

類人猿に比べて人間は、自分の欲求や主

張を抑制して、場の雰囲気に合わせる能力が非常に高い。そのためには、集団のメンバーの表情を見て、それを理解して共感する能力が必要となる。私たちは、一日のうちでもさまざまな集団に身を置いて、それぞれの集団に合わせることができるが、それは高い共感能力がなせる技でもある。

人間は集団にいるだけで、その集団が持つテンポや雰囲気、行動様式に、神経が同調するようにできている。こうして無意識の身体レベルで同調が起きるのは、集団の一体感をつくり出すのに役立っている。

人間は、集団で生き延びることを選んだ生物であるため、そのような遺伝子を受け継いできた。

そうした集団の一体感を強める典型的な仕掛けの例が祭りであろう。祭りでは、ある集団に所属していることを互いに確認しあい、結束を強めるための文化的な装置だといえる。一体感を強めるために、視覚的にも、同じ集団は同じ衣装を身にまとい、聴覚的には笛や太鼓といった原始的な楽器で高揚感を高める。味覚では、同じ釜(かま)の飯を食べ、触覚的には身を寄せあって神輿(みこし)を担ぐ。

著者が調査をしていた沖縄の離島には、伝統的な祭りの風習があるが、そのために1年かけて村の人々が準備をする。当日は老若男女が一つの場所に集(つど)い、音楽に合わせて踊り、結束を強めるのに大切な役割を担っていた。世界中の多くの伝統的な社会では、祭りは単なる儀式ではなく、集団の一体感を強める装置として機能していると思う。

このような身体の同期は、心地よいと同時に、文化を形成していく契機にもなった。

動物から進化する過程の、旧皮質（生存欲求に関わる大脳の部位）を使った感情や身体のコミュニケーションによって、私たち人間は相互に親密な絆を強め、癒され、安らぎを得ることができる。身体を共振させ、互いに共感しあう体験が、社会の中で世代を経るうちに蓄積され、それが文化を形づくることになったのだろう。

だから同じ文化を共有している人たちは、集団の中で同じような仕草や所作などに関する暗黙の掟があり、それを守ることで互いの仲間意識を強め、それらが精神文化に発展して、文化財などに具現化していったのだろうと思う。

神経レベルの呪縛に対して

人間の神経レベルの同調は、生まれつきのものである。生まれて間もない赤ちゃんは、空腹などの不快な感情を、養育者に抱っこされてあやされることで、少しずつ自分で鎮めることができるようになっていく。

このとき赤ちゃんの身体の動きと、養育者の動きは実にうまく同調している。赤ちゃんの高ぶった自律神経の反応が、抱っこしている養育者のゆったりとした神経に同調して、赤ちゃんの神経は鎮まり落ち着きを取り戻すからだ。

このような経験をくり返すことで、今度は次第に「泣くと怒られるから泣きやもう」というような判断にしたがって、自分自身で自分の神経をコントロールすることができるようになっていく。

他の人の神経に同調することは、相手の気持ちに共感するために大切な役割も担っている。実際に心理カウンセリングでも、カウンセラーはクライエントの身体に同調することで、クライエントの心をより深く理解することができる。

しかしそれが強すぎてしまうと、他者の身体の動きから影響を受けすぎてしまい、自分自身の神経が本来持っている最適なリズムが狂わされるというトレードオフの関係になる。

緊張している人と話をすると、こちらまで緊張してしまうという経験はないだろうか。同調しようとしなくても、身体が勝手に相手の神経と同調してしまうのだ。

そしてさらに、そのような神経レベルの同調が生じると、それは集団の中にも広がり、同調圧力となって私たちを苦しめることもある。**同調圧力は神経レベルの呪縛であるから、自分の意思でそこから逃れることは容易ではない。**

そこから逃れるためには、自分自身の身体の軸をしっかりと持つことが重要になる。そのためには、自分の呼吸や姿勢などの内部の感覚を意識して、自分の神経系の活動に気づくことで、同調から逃れることができる。

こうして過度な同調から逃れて自分の内部の感覚に意識を向けることで、主体性を持った「一人称の私」が復活し、自分を取り戻すことができる。

またオキシトシンも同調に一役買っている。オキシトシンは前述のように人との絆を強める作用を持つことで知られるようになったホルモンである。しかしよく調べてみると、誰にでも同じように絆を強めるのではない。特に自分が属している集団、すなわち内集団に対してだけ絆を強めることもわかってきた。

たとえばヒヒの集団では、自分がいる集団の仲間同士では、頻繁にグルーミングをおこなったり、食物を分けあったりするが、違う集団の個体に対してはこのような行動はしない。それは限られた食物を仲間同士で分けあうことが生き延びるために必要だからだ。

そして集団の仲間同士でグルーミングをおこなうことで、集団内の絆を強めて団結力を強化し、外集団との争いに負けないようにしているのだ。

このように**オキシトシンの作用は内集団の絆を強めるようにはたらいている。**だからある人物に出会ったときに、オキシトシンはその人が内集団の人なのか、外集団の人なのかを判断する役割もある。そして内集団の人だと判断すると、相手の表情の微細な変化から相手の気持ちを読み取ろうとして、その人に共感し協力を促すように作用するのである。

逆に外集団の人だと判断すると、非協力的な行動をとるようになる。こうして内集団の人同士は互いにわかりあい、互いに協力的になり、神経レベルでも同調が強まるのである。ただしオキシトシンは決して外集団を攻撃したり憎んだりするような作用は持っていないことを補足しておきたい。

同調圧力の正体

このような同調は、いわば自分でも気づかず、コントロールもできない自動的な自律神経の作用による同調である。

さらに自分の意思でおこなう運動神経でも、オキシトシンは同調を促すことまでわかってきた。このようにオキシトシンは運動神経の同調も促し、実際の行動レベルで同調が起こりやすくなるのだ。

運動神経レベルでも同調が起こりやすいとすれば、そこにはメリットもあればデメリットもある。メリットは、たとえば餅(もち)つきのような作業をするときに、餅をつく人と臼(うす)の中の餅を手でこねる人の息が合わないといけない。これは一つの作業を皆でやるときには仕事の団結心を強め、効率を上げるというメリットがあろう。

しかしデメリットもある。たとえば内集団にいるときには、自分の意図に反して行為が同調しやすくなってしまうことだ。

オキシトシンが多く分泌されていると、常に他者の行動に注目するようになるため、自分の行動も他者に合わせてしまうようになる。たとえば周りの人の姿勢、歩き方、歩くテンポ、話す口調、話す間合い、表情、物を乱暴に扱うか否（いな）か、食事の食べ方、立ち居振る舞いなどなど、数えあげると切りがない無数の行動である。こういった行動が集団内で似てくることになる。

こうして集団内の人々の行動が同調してくるとどうなるか。

その集団内にいると、互いに似ていると感じられるようになり、居心地がよくなり、集団のことが好きになってくる。そしてメンバーが苦境に陥（おちい）っているときには、利他的な行動が増えて自己犠牲的に行動するようになる。

ここまではいいかもしれない。しかし集団のメンバーと違う意見をいったり、違う行動をしにくくなってくる。

これが同調圧力というものの正体だろう。同調圧力は、同調するように誰かが圧力をかけてくるのではなく、**無意識のうちに神経レベルで集団に同調してしまい、それに逆らえないため、「圧力」を受けているように感じてしまう**のである。

このように、人は自分の身近な人を「内集団の人」として認知すると、身体が相手と自然に同調してしまう。それが意識レベルで知覚すると、本来の自分の持つ快適なリズムとの間に違和感を生じ、それが「本当の自分」との乖離を生んでしまうことになる。

では、同調圧力からの影響を受け流して、本来の自分を保ちながら人づきあいするためにはどうしたらいいだろうか。

自分の本心を身体に聴く

そのためには、まず自分の身体内部とコミュニケーションして、身体がどのように反応しているか、感じとることだと思う。

相手に同調して自分を見失った状態にあるときというのは、意識は外側に向いていて、「相手の本心はどうなんだろうか」「相手はどんなことを言ってくるだろうか」など情報収集に全力をあげている。

もちろんこれはすべて、生きるために必要なことだ。野生動物は、身の危険を察知して、相手と戦って追い払うというように、生き延びるために外界の情報収集をするように進化した。私たち人間も基本的に同じことをしている。

しかし現代の社会では、食うか食われるか、生きるか死ぬかという事態に遭遇することはめったにない。そのようなことは生涯に一度、経験するか否かというほどのわずかな確率でしか起こらないだろう。

だからそのようなときに**本当に必要なことは、自分の本当の気持ちはこれだ、ということに気づけること**だ。

そのためには、身体に聴(き)いてみることをおすすめしたい。身体は長い年月をかけて環境に適応した、自然がつくりあげた芸術作品だと思う。最先端の科学のメスを入れても、まだ謎だらけだ。こんな不思議議で魅力的で叡智(えいち)を持つものに私たちは生かされている。

身体は、誰にとっても自分のもっとも愛すべき親しい友人だ。身体はそのつきあい方によって、さまざまな反応を出してくれる。大切に慈(いつく)しむほど、快楽や喜びを返してくれる。

逆に手をかけていないと、不調が出てきたり病気になったり、不快な症状を返してくる。もちろん、大切に扱っているのに病気になってしまうこともあるかもしれないが、それは天命として受け入れざるを得ないこともあるだろう。

しかし天命には逆らうことはできなくても、**命を全(まっと)うするまでは、できるだけ身体を無二の友として慈しみながらつきあいたい**ものだ。

視線を合わせるとき

アイコンタクトができる目の構造

人間は視覚的な動物の最たるものである。それは他の動物と目の構造自体が異なることを見ても一目瞭然である。

他の霊長類とは異なり、**人間の目の特徴は、白目があること**である。白目と黒目の境目がはっきりしていると、黒目がはっきり強調されることになり、見ている方向がはっきりとわかるようになる。

しかし、自分がどこを見ているか相手からわかってしまうということは、動物の世界においては敵から襲われやすくなり、危険が増してしまうことでもある。逆に自分が狩りをする側の場合、たいていは他の仲間と一緒に狩りをしていただろう。

そっと獲物に近づいたとき、仲間同士の作戦が重要になる。このとき「俺は前をふさぐから、お前は後ろから行け」などと言葉で伝えたとしたら、すぐに獲物にバレてしまうだろう。その代わりに「目配(めくば)せをして」それを伝える必要があっただろう。

このように、相手とのコミュニケーションを円滑(えんかつ)におこなうためにも、目の構造自体も進化したと考えられている。

著者はコロナ禍でのオンラインの取材をよく受けるようになった。そのとき感じることだが、相手とアイコンタクトをとることはほぼ不可能だということに気づいた。

アイコンタクトをとるためには、パソコンのカメラを見つめなければ、相手の顔を正面から見据えたことにならないからである。しかしそうすると、自分は相手の目を見ることにはならないからだ。

そうすると、原理的に相手とアイコンタクトをとって喋(しゃべ)ることは不可能であることがわかる。するとどうなるだろうか。

相手との情報のやりとりは、音声を通じて可能であるが、相手に親しさを感じたりといった気持ちはなかなか生まれてこないのだ。話している最中も、相手の気持ちの変化が正確にはわからず、顔の記憶もすぐに忘れてしまうということがよくあったのも事実だ。

オキシトシンは相手との関係の接着剤

人間はもともと社会的なつながりを築くための神経を持っているようだ。ポリヴェーガル理論を提唱したポージェス博士によると、進化的にもっとも新しくできた神経（腹側迷走神経）と、その周辺のはたらき（複合体）は、相手を見る、話す、聞く、顔を向けるといった行為に関係しているという。

こうして私たちは、親しい人と団欒（だんらん）したり、食事したりしながら談笑することで、この神経が活性化し、交流を活発にするのだ。

さらにそのような親密な交流をすると、同時にオキシトシンも分泌されて、相手に親しさや信頼感を感じさせ、いわば相手との関係の接着剤の役割を果たしている。

実際に人工的につくったオキシトシンを吸入して脳に入れる実験をしてみると、オキシトシンを吸った人は、そうでない人に比べて、会話中に相手の目の周辺をよく見るようになる。**相手の気持ちを読み取ろうとしている**のである。

こうしたことはなぜ起こるのだろうか。**アイコンタクトをすると、互いの脳が同調する**からだ。

目で互いの心を読み取り一体感を感じる

アメリカの精神医学者のノアたちのグループは、参加者を二人ペアにして、アイコンタクトをしてもらったときの二人の脳活動を測定してみた。すると、**アイコンタクトをする**

と、**時間が経つにつれて、二人の間である脳の領域が同調する**ことがわかった。

それは側頭頭頂接合部（ＴＰＪ）という領域だった。この部位は社会化のハブと呼ばれ、自他の区別をしたり、相手の心を読み取る重要な部分である。ここが同調するということは、アイコンタクトをしている二人は、互いの心を読み取って正確に理解しあっていて、互いに一体感を感じていることになる。

ただしこの同調現象は、対面でアイコンタクトをするときに限られており、パソコンの画面上でアイコンタクトをしても同調現象は起こらなかったという。

やはり本物の相手が目の前にいて、アイコンタクトをするからこそ、心が通じあう感覚が得られるのだとわかる。

触れること、触れられること

タッチの進化

アメリカの心理学者ハーテンシュテインたちは、6種類の基本感情を伝える手段として、顔の表情で伝える方法と、タッチを用いた方法で、相手にどのくらい正確に伝わるか、実験をおこなった。すると6種類の感情の正確性は、表情とタッチではほぼ同じだった。

しかし、これらの間には違いも見られた。すなわち、**顔の表情で正確に伝わる感情は、嫉妬やプライドといった自我を強くあらわす感情であるのに対して、タッチのほうで正確に伝わる感情は、愛情、感謝、共感といった向社会的な感情**であった。

このことから、**タッチは相手を想う気持ちを伝えるように進化**したのだと考えられている。

久しぶりに友だちや恋人と会ったとき、思わず抱きあって肩や背中を叩いたり撫(な)でたりして触れることがある。このように人は感情表現として人に触れるが、その起源は幼少期にまでさかのぼることができる。

幼少期に両親から触れられることは、親との愛着を確かなものにするために必要である。そして赤ちゃんはしっかりと触れられることによって、この世に存在してもいいのだ、という感覚を身体で覚えることになる。

乳幼児期のスキンシップの重要性

生後の1年間は親と子の絆をつくるために非常に大切な時期である。精神分析医のフロイトは、「母親は人生における最初にしてもっとも強烈な愛の対象であり、その関係はその後のすべての愛情関係の原型となる。これは一生涯を通じて変わることのない意義をもつ」と述べている。

まさに生後の1年間の母親との信頼関係が、すべての愛の出発点になり、そこから母親以外の人たちとの信頼、そして社会との信頼へと発展していく原型なのだといえる。

赤ちゃんに触れることがもたらす心身への影響は非常に大きなものであることが、最近になってわかってきた。乳幼児期のスキンシップの重要性を示すドラマチックな研究がある。

アメリカの新生児学者のクラウスたちは、集中看護育児室の責任者で、その育児室にいる乳児たちは、片手でつかめるほど小さい未熟児だった。各保育器には24時間体制で看護師が張りついており、数百万ドルもする高価な機器が作動していた。細菌から守るため、乳児たちに触れることは誰にも許されていなかった。

しかし、クラウスは一つの実験を試みたのである。それは、乳児たちを2つのグループに分けて、半数の乳児にはこれまで通りの看護をし、もう半数の乳児には数時間おきに15分間タッチングをする、というものであった。

タッチングといっても、指で小さな乳児の背中をさするだけだった。実験の結果、タッチングを受けた乳児のほうが生存率は高かったのである。どうしてそのような結果になったのかは定かではないが、クラウスは**タッチングには生きる意思を強固にする作用がある**のだろう、と考えた。

これらの研究が最近になって再び見直され、科学的な研究がなされるようになってきた。その引き金になったのは、マイアミ大学看護学部のフィールズの研究である。

彼女は、赤ちゃんに積極的にマッサージをすることの効果を、第9回小児科会議の中で報告した。その内容は、マッサージを受けた赤ちゃんのグループは、受けなかったグループに比べて明らかに体重が増加し、その増加率は31%も高かったのである。

それは**接触によって迷走神経が刺激され、その活動性の増大によってインシュリンなどの食物吸収ホルモンが増加したから**ではないか、と考えられている。そのほかにも、マッサージによって情緒の安定、静睡眠（ノンレム睡眠）の増加、無呼吸発作の減少、愛着形成の促進などの効果が認められている。

これを受けて日本でも「カンガルーケア」や「マッサージセラピー」が少しずつ広がりつつある。

自己肯定感、自尊感情の低下

著者は幼少期の母子のスキンシップと子どもの自己肯定感や自尊感情に関連があるか、調査をおこなったことがある。母親には子どもが幼少期に、どの程度のスキンシップをとったか尋ね、現在は大学生になった子どもには自尊感情と自己肯定感についてアンケートに記入してもらった。

すると、母親が子どもとスキンシップをよくとった例ほど、子どもの自己肯定感も自尊感情も高いことがわかった。

スキンシップ不足からくる問題は、子どもが幼少期を過ぎて青年期に入っても続いているようだ。

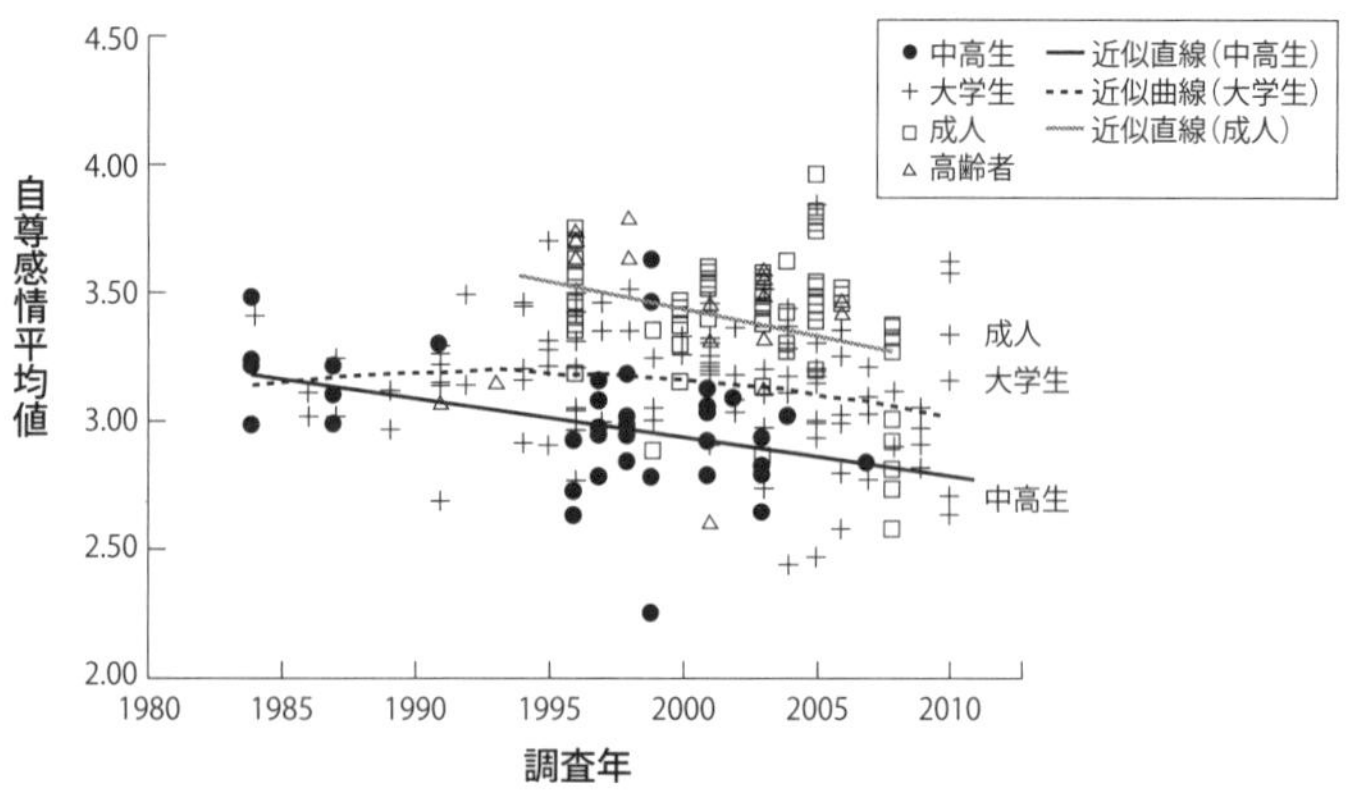

図28　自尊感情の変化
中高生と成人の自尊感情が年々低下している
（小塩真司 他　2016「日本における自尊感情の時間横断的メタ分析」発達心理学研究, 27, 299-311より引用）

最近、**自己肯定感や自尊感情が低い人が多くなってきた**ように思う。国際比較した研究でも、日本人の自尊感情の低さは非常に深刻である。53カ国・地域の人々に、同じ尺度（自尊感情尺度）を実施して、それを比較したところ、日本はほぼ最下位にあったのだ。

さらに自尊感情は年々低下していることもわかってきた。図28のように、特に中高生や成人の自尊感情の低下が顕著である。

その理由として、もちろん社会経済的な側面も考慮しなければならないが、著者は親子のスキンシップの不足がその一因だと考えている。

前述のように、赤ちゃんは親に抱かれることで、肌の温かさと完全な安心感を感じる。そこでは、神経レベルで親子の身体は同調し、それは心の同調を生み出す基盤になっている。**不快な気持ちや怖い出来事があったとしても、抱っこされて親のにおいを嗅ぐことでストレスも癒される。**

このような体験を通じて、子どもは自分を肯定的に受け入れることができるようになってくる。そして親の愛情を肌で感じ、自分が価値がある人間だと感覚的にわかるようになっていくのだと思う。

ところが最近は年々、子どもがゲームやスマホなどに費やす時間が長くなり、大切な親子のふれあいが減少している。コロナ禍で、さらにその傾向に拍車がかかった。

子どもたちは長時間、一人でゲームに熱中したりするようになった。ゲームというヴァーチャルな世界に、幼少期からどっぷりと浸かった生活の中で、子どもたちは誰と身体を同調させるのだろうか。

身体の同調は、相手の気持ちに共感することにつながるが、そのような体験が貧弱な子ども時代を送ったとしたら、どのような結末に向かっているか想像に難くない。その先には、排除、偏見、敵対、暴力といった、私たちが進みたい方向とは真逆の方向に向かうことにはならないだろうか。

触れて癒す

患者の身体に医者が触れて治(なお)すことは、世界中の多くの伝統医療の中でおこなわれてきた。昔の家庭医は、患者のベッドのそばについて、やさしく触ったり、やさしく叩いたり、患者の手を握って安心させたりして患者の手当てをしていた。

人はどこかに痛みや傷があったら、自然に手でそこに触れようとする。それは、身体が示すごく自然な反応なのだ。

身体の傷や痛みだけでなく、心に痛みや傷ができたときにも、他者から触れられると癒される。死に瀕(ひん)した患者や、大きな手術を前にして不安や孤独感を抱いている患者は、人からタッチングを求めることが多い。そして看護師から触れられた患者の不安は癒され、孤独感が和(やわ)らぐのである。

大切な人を看取る場面でもタッチングは効果を発揮する。

日本看取り士会の柴田久美子(しばたくみこ)は、旅立つ人を抱きしめて看取る「看取り士」を養成し全国に広めている。

旅立つ人にとっては、家族に触れられて安心・安全な空間がつくられるため、死への恐怖や不安を和らげることができる。そして看取る家族にとっては、旅立つ人の最期（さいご）に立ち会って、抱きしめてあげることで、愛や感謝の気持ちを伝えて最期のときをゆったりと過ごすことができる。

柴田は、「しっかりと触れて看取ると、後にひどい喪失感に陥ることはなく、看取った方の心の中に、旅立った方が存在するような、温かな感覚になります」という。

それはグリーフケアがあまり必要でなくなることを意味している。グリーフケアとは、家族や友人などの大切な人の死に直面したとき、喪失感に駆られる一方で、その現実をなんとか受け止めようとするために、精神的に不安定になってしまう、そういう状態をケアすることをいう。

ひどい喪失感に陥ると、立ち直るのに時間がかかるが、**思い残すことなく看取りをしておくと、ひどい喪失感に陥ることはなくなる**のだ。

看取り士を養成するための講座では、臨終のことを、その正式名である「臨命終時（りんみょうじゅうじ）」と呼ぶ。それは「命の終わりの時に臨む（のぞ）」という意味で、ここから家族に命を引き渡す時間ということであり、それは事切れる瞬間だけではなく、旅立つ前から準備をして、旅立ってからもしばらくの間は、命の引き継ぎの時間が続くという。そしてそのために重要なこととして、**呼吸を合わせる**のだという。

看取り士は、看取りのときに抱きしめてふれあいながら呼吸を合わせていく。40分、50分と合わせていくうちに、二人の呼吸が一つになる瞬間が訪れるという。触れる動作と呼吸が一体になったとき、二人の身体が一つになったような感覚が訪れ、とても心地よく一切の不安がなくなるという。

最初は荒い呼吸でも、次第にリズムが共有され、徐々にこちらの呼吸をゆったりと深い呼吸に戻していくことで、緩やかな呼吸のリズムが相手に伝わり、相手の呼吸も落ち着いたものになってくるという。

互いに気が合った友人や夫婦などでは、自然に呼吸や自律神経のリズムが似てくるものだが、逆に**相手と「息を合わせる」ことで、心も同調して、心地よく安心した気持ちが訪れる**ということもあるのである。

死ぬことは決して悲しみを意味するのではなく、残された人たちにとって、触れたぬくもりの感覚がずっと残ることで、私の身体の中でまだ生きているんだ、という感覚が持てるのだという。先の心理学の実験でもあったように、愛を伝えるもっとも有効な手段はタッチング以外には考えられない。

だからこそ、人は生まれたときに両親に抱きしめられて祝福され、旅立つときには皆に抱きしめられて感謝される、というように、人生の最初と最期は愛を感じることができてこそ、幸福な人生といえるのではないだろうか。

本能的に知っていることがある

最近、子どもをめぐるさまざまな社会的問題が多発している。幼児虐待（ぎゃくたい）、いじめ、育児放棄などである。このような問題に対して、行政・教育・保健医療関係者をはじめ、さまざまな観点から対策が検討されている。

しかしその中身は、たとえばスクールカウンセラーの増員、育児110番などが主体であり、残念ながらどれも場当たり的発想といった印象を拭（ぬぐ）えない。

子育てに関しても、親はその責任を学校などの保育・教育機関に押しつける傾向があるようだ。あるテレビのインタビューで、母親に「どんなお子さんに育てたいですか」とインタビューしたところ、多くの親は「自由で伸び伸びとした子になってほしい」と答えていた。

「自由」もいいし「伸び伸びと」もいいが、その中身をはき違えていることはないだろうか。「自由に育てること」は育児をしないことではないだろう。「伸び伸びと育てる」ことは、躾（しつけ）をしないことではないだろう。親の子への関わり方が変わってきているようだ。

このような時代にあって、いや、このような時代だからこそ、**親子関係を本来の生物学**

的な見地から見つめ直す必要があると思う。

育児や躾といったものを、動物から進化した人としての、本能的な関わりとして見直してみる必要があると思う。育児のやり方、赤ちゃんとの関わり方を、マニュアル本を読んで頭で理解して実行するのではない。いわば本能的に知っているやり方で、**人間としての本能にしたがって行動することの必要性**である。

タッチセラピーやカンガルーケアは、このような社会的背景をもとに、人間に本来備わっている、身体を通してのコミュニケーションを見直す必要性から生まれてきた。ところが不思議なことに、カンガルーケアの原点は、アフリカ原住民の間ではごくふつうの姿だったのである。

そこでは、未熟児が生まれても収容する保育器が不足しているために、赤ちゃんを母親の乳房の間に包みこんで保温する必要性を、母親たちは本能的に知っていたのである。

タッチセラピーにしても、日本に古くから伝わるスキンシップ濃厚な「べったり保育」そのものだ。

子育てに正解はないのだが、**子どもの心を育てるためには、まずは身体を育てることが先決であり、そのためには、しっかり肌を合わせて育てるやり方こそがもっとも理想的**であると確信している。

おわりに

本物の健康とは

日本人の寿命は世界一になり、毎年更新し続けている。

しかし、健康でいられる年齢はそれほど変わってはいない。つまり多くの人は、人生最後の10年ほどは、健康な状態ではなく、病院や施設などで療養し、病気と闘いながら生きていることになる。

日本人の２０１９年の死因の順位は、第1位「悪性新生物（腫瘍）」、第2位「心疾患（高血圧性を除く）」、第3位「老衰」、第4位「脳血管疾患」、第5位「肺炎」だった（令和元年人口動態統計月報年計〈概数〉の概況）。

第2位の心疾患や、第4位の脳血管疾患、そしてそれらの危険因子となる動脈硬化症・糖尿病・高血圧症・脂質異常症などはいずれも生活習慣病である。

このように20世紀以降は疾病構造が大きく変わり、生活習慣病が主な死亡原因となっているのである。

こうした生活習慣病は、毎日の生活習慣が原因で発症するため、それを改善することで発病を大幅に下げることができる。そして健康寿命を延ばすこともできる。

そのためには、確かに健康のための正確な情報を知ってそれを実践することも大切である。本書でもそのような知識を豊富に紹介している。ただ、そのような知識だけに偏ったり、それらを鵜呑みにするのではなく、ぜひ自分自身で自分の身体の声を聴くことを忘れないでほしい。

歩くとき、食事をするとき、さまざまな場面で本書の内容を少しでも思い出していただければ幸いである。**正しい知識を持ちつつ、身体の声を大事にする。これらが車の両輪としてバランスよく回転してこそ、オーダーメイドの本物の健康を手に入れることができる**と思うのである。

本物の健康というのは、単に身体が過不足なく機能しているといったことではない。そうではなく、身体が十分に信頼できるものとして感じられ、身体が生き生きと充実感を持ったものとして感じることができ、さらに身体から発せられる感覚に耳を傾ける中で身体と心の通路が開かれ、心の健康も増進される状態である。

また心の健康は、単に悩みがない、という最低限のレベルが達成された状態ではなく、充実して幸福感を感じ、一人称的な視点で実感を伴って物事を見たり感じたりすることができ、さらには人間関係も良好な関係を築いている状態である。

そのためには、物質としてではなく、生身の身体、つまり感じる主体としての身体をもう一度、自分の中心に据え直すことが大事だ。そして身体の声を感じ、身体に聴くといったように、身体感覚を生活の主軸に移すことが必要だと考えている。

病気の考え方

病気について考えてみたい。近代科学は病気を克服すべきもの、退治すべきものとしてみてきた。これは確かに大きな成果をあげた。

かつて世界中を震撼(しんかん)させたペストも現在では過去の病(やまい)であるし、多くの病気が科学的な近代医学によって克服されたのは事実だ。

しかし、病気はいっこうに減らない。次々と新しい病気が出てくる。日本でもアメリカでも、医療費は国家財政を圧迫するほど膨大に膨(ふく)れあがっている。これはどうしたことだろうか。

仏教の考え方では、人間の生命の中には最初から、四百四病の原因が内包されていると考える。病気というのは、無から出てくるわけではない。人が生まれたときからかかえてきたものが、その人の身体の状況や周囲の変化の中で、出たり引っこんだりする。

死ぬまで病気が出なかった人は、たまたま運がよかっただけで、実際に内にはたくさんの病気を持っていたのかもしれない。日本にも古くから気の医学というものがある。「よくなる気」と「悪くなる気」の両方が一つの身体の中に存在している、と考えてきた。

そして、人間は生まれたときからすでに、いちばん大きな病気である「死」という病をかかえて生まれてくる。すべての人間は、「死」という病気のキャリアなのだ。人によって時期が違うだけで、それは100%発症する。

なかなかそのように考えることができないのは、「病気に罹る」とか「病気を治す」という言葉の中に、錯覚があるからではないだろうか。五輪の開催に際して、時の首相は、「人類がコロナに打ち勝った証」として開催する、と述べたが、そのような発想は人類とウイルスの歴史を考えると、まったく的外れなものだ。

かつて人間は、自然を畏怖し、愛し、尊敬し、自然に逆らわずに謙虚に生きてきた。動物とも共存し、あるいは棲み分け、命を慈しみ敬ってきた。ところがしだいに、おごり高ぶった人間は、科学万能の合理主義の社会を築きあげていった。

自然を征服し、野生動物の棲みかを侵略し、人間だけの所有物であるかのように地球環境を汚染している。進歩こそが、征服こそが、人間の勝利の姿である。だから病気という障壁が目の前にたちはだかると、それと闘って打倒して、健康を取り戻すという発想になるのだろう。

しかし、先に述べたような、人間は病気のキャリアであるというように考えると、**病気を克服してやろう、という発想ではなくて、もともと身体の中にあったものと共生し、うまく共存しようという発想が生まれる。**

免疫を例に考えてみよう。免疫というのは、まず自己と非自己を区別するはたらきだと考えられてきた。自己を守るために非自己を攻撃して排除するものであると信じられてきた。

しかし、現代の免疫論では、免疫には拒絶や否定だけではなく、自己と非自己の共生を探る努力もあることがわかってきた。たとえば人間はさまざまな寄生虫と一緒に暮らしている。大腸の善玉菌や悪玉菌などの菌を体内で養いながら、その宿主としても生きているわけだ。

最近アレルギーになる人が増えている。それは現代人が清潔になりすぎたためだという説がある。昔は体内の雑菌やさまざまな細菌などと共生していたから、免疫の矛先（ほこさき）がうまくそちらに向かっていた。ところが細菌が少なくなったために、矛先が杉の花粉のようなものに向かっていってしまうからだ、と考えられている。

それと同じように、地球上の生物もすべて共生関係で生きている。地球は一つの生命体である。その生命体の中で他の動物や植物とともに、寄生生物の一つとして生きてきたのが人間である。だから人間も最初は地球に敵視される存在ではなかった。

ところが、人間が科学というものを信じはじめそれを利用して地球という生命を脅かすようになってきた、19世紀頃から共生関係が崩れてきたのではないか。

豊饒な生命の源である緑の熱帯雨林を切り裂いて破壊した結果、乾燥した砂漠の大地が広がり、核実験で大気を、水を汚染し、化石燃料を燃やし続けてヒートアイランドとしてしまう。ありとあらゆる方法で地球の生命体を脅かし、それを文明の進歩だと勘違いしてきた。

そうされ続けた地球という生命体は、とうとう人間を「非自己」であると判断してしまったのではないか。最近、毎年のように起きる異常気象や、いままで見たこともない新種のウイルスや病気が出てきたり、天変地異が続発しているのは、地球の拒絶反応だと考えると、いろいろと納得できることが多いように思える。

人間というおごり高ぶった生き物が、わが身を病の自縛で苦しめているだけではなく、他の生物との共生の場であるべき地球にまで異変を起こしているのではないかと思えてくる。

末梢を大切にする

人間の心と身体も「共生」という発想で考えてみよう。

いままでの科学的・合理的な発想で考えると、人間は心と身体からできていて、心（理性）が身体を支配している、と考えるだろう。それはそれで間違いではないと思う。しかしこれは先に述べた、人間中心主義の考え方に通じるのではないだろうか。

人間がすべての生き物の中で頂点に立ち、自然も動物も、地球生命体までも支配しよう、という発想に通じるのではないだろうか。

これは「分離→支配→克服」の図式である。「人間と自然の分離→人間が自然を支配し克服する」あるいは「人間と病気の分離→人間が病気を支配し克服する」となる。心と身体の関係にしても、「心と身体の分離→心（理性）が身体を支配し克服する」となる。そうではなく、これからは共生の発想を持つことが大事だと思う。「人間と自然の共生」「人間と病気の共生」となり、「心と身体の共生」となる。これは東洋の「身心一如」の思想にもつながる。

心と身体の共生のためには、両者の間の対話の回路をつくることが条件である。そのためには、身体の末梢まで大切にすることである。人間にとって、身体の中でも、中心になる脳や心臓が大事なのはもちろんであるが、指、足の裏、皮膚、耳などの末梢部も同じように大切なはたらきをしているのである。

人間の日々の営みにとって、末梢の基礎がきちんとしていなくてはならないと思う。土台がしっかりできていない城は、すぐに崩れてしまう。本書で取りあげた、「立つ」とか「触れる」といった行動も、すべて末梢の出来事である。

末梢の行動をおろそかにする人の心は、心を容れるしっかりとした土台や枠がないため、ふわふわと浮いて漂っているようなものである。足の裏を心をこめて揉む、顔や手をこする、そういうことをずっと続けることが大事だ。

普段の立つ姿勢も気づくたびにチェックし、歩き方、座り方、腰の曲げ方、小さな行動の一つ一つに注意を集中して心をこめておこなう。そうしていく中で、心と身体の対話ができるようになり、回路が開かれていく。すると身体のほうが発してくる信号にも気づくことができるようになってくるのだと思う。

人との接し方もそうだ。人の心がいきなりまるごとわかるわけはない。相手との距離感を調節しながら、自分の身体感覚を頼りに、相手と息を合わせ末梢の神経が共振する。もっと親しくなりたければ、相手の身体に触れてみる。そうしてお互いがわかりあえ、心を分かちあうことができるのだと思う。身体の末梢が大事だ、という発想は同じだ。

このような心の分かちあいは、オンラインではむずかしい。オンラインのコミュニケーションの利便性は生かしつつも、生身の身体が同じ空間になければならない親密なコミュニケーションの持つ意味を、私たちは改めて考えなければならないときだと思う。

末梢が大事だ、という発想は、言いかえれば、科学的・合理的な発想に対する警告でもある。これは弱いものを擁護する考えにも通じる。

健康万能主義の社会では、健康な人のみがその中心で活躍しもてはやされ、障害者は社会の末梢部に引き下がらざるを得ない。その反省からバリアフリーという共生の発想が生まれた。最近では、ジェンダーフリー、ダイバーシティなどカタカナの用語が氾濫(はんらん)していることから考えても、西洋の合理主義への反省から出てきているように思う。

身体はわがままで自己中心的なものでもある。自分の中に、とりわけわがままな身体というものがあって、そのわがままな身体とのつきあい方を学び、身体を慈しみ尊ぶことを学ぶ。そうした上で、自分とは異なる個性や身体を持った人の存在を受け入れられるようになるのだろう。

そして、どんなに境遇や環境が違う人であっても、同じ人間なんだということがわかるようになり、一つの命の重さ、尊さといったものがだんだんわかるようになるのだと思う。

著者略歴

一九六七年、静岡県に生まれる。早稲田大学大学院人間科学研究科博士課程を修了。専攻は、身体心理学、健康心理学。桜美林大学リベラルアーツ学群教授。臨床発達心理士。

著書には『皮膚はいつもあなたを守ってる』『手の治癒力』（以上、草思社）、『皮膚感覚の不思議』（講談社ブルーバックス）、『皮膚は「心」を持っていた！』（青春新書インテリジェンス）、『子育てに効くマインドフルネス』（光文社新書）、『からだの無意識の治癒力』（さくら舎）などがある。

最良の身体を取り戻す
——ここまでわかった心身の深層

二〇二一年一〇月八日　第一刷発行

著者　山口　創
発行者　古屋信吾
発行所　株式会社さくら舎　http://www.sakurasha.com
東京都千代田区富士見一-二-一一　〒一〇二-〇〇七一
電話　営業　〇三-五二一一-六五三三　FAX　〇三-五二一一-六四八一
編集　〇三-五二一一-六四八〇　振替　〇〇一九〇-八-四〇二〇六〇
装丁　石間　淳
写真　アフロ
本文組版　株式会社システムタンク（白石知美／安田浩也）
印刷・製本　中央精版印刷株式会社

ISBN978-4-86581-315-9